Feichtinger · Niedan-Feichtinger
Das Schüßler-Buch
der Lebenskunst

Thomas Feichtinger
Susana Niedan-Feichtinger

Das Schüßler-Buch der Lebenskunst

Gelassen und stark durch die Wandlungen des Lebens

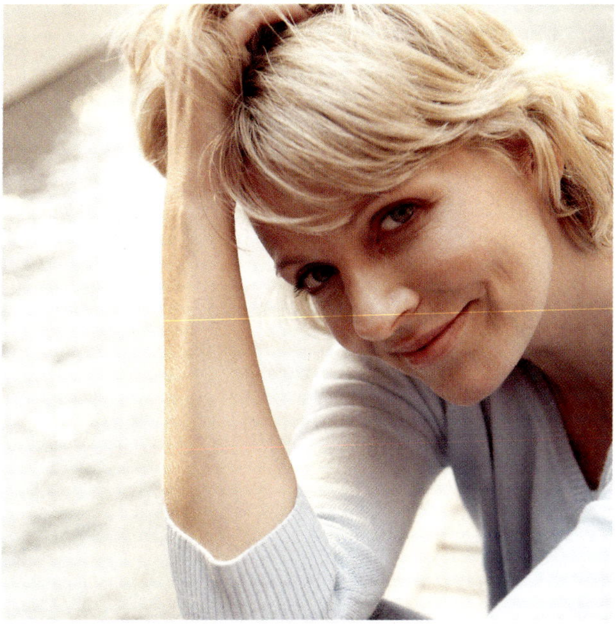

Haug

Mehr Leben in den Jahren

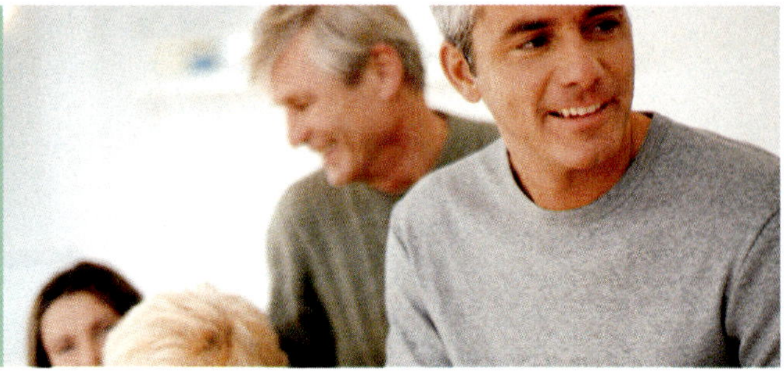

Biochemie nach Dr. Schüßler

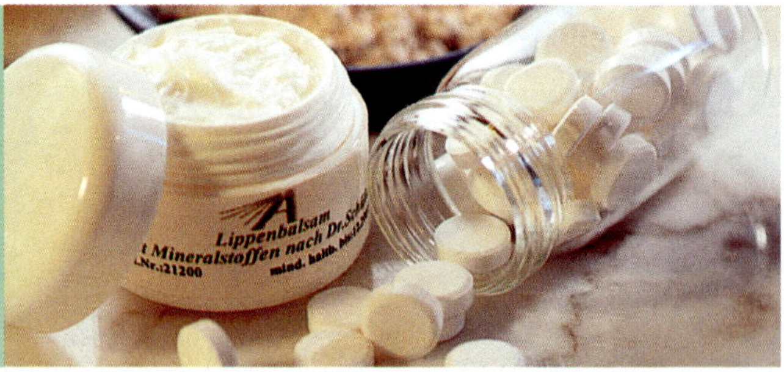

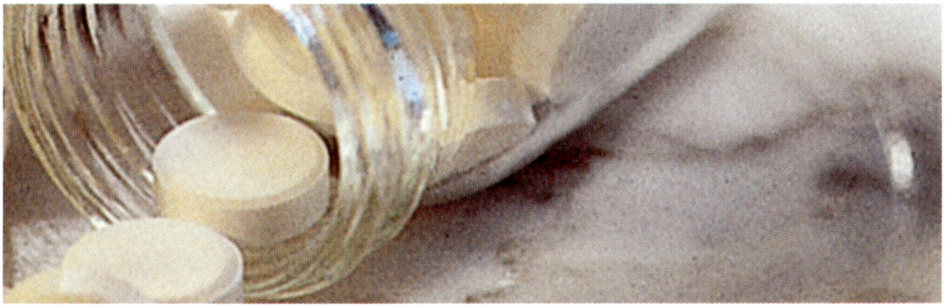

Stark in den Phasen des Lebens

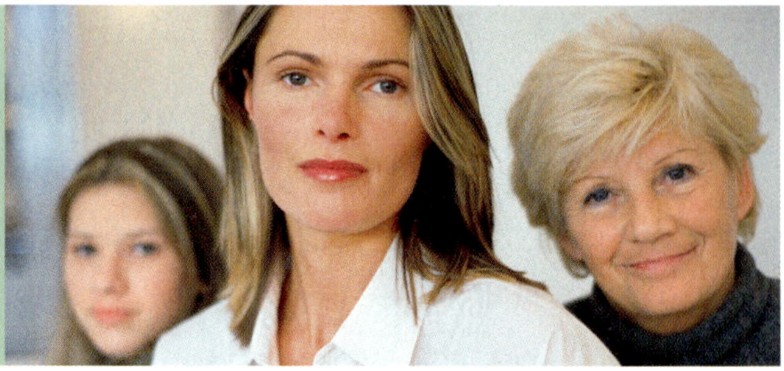

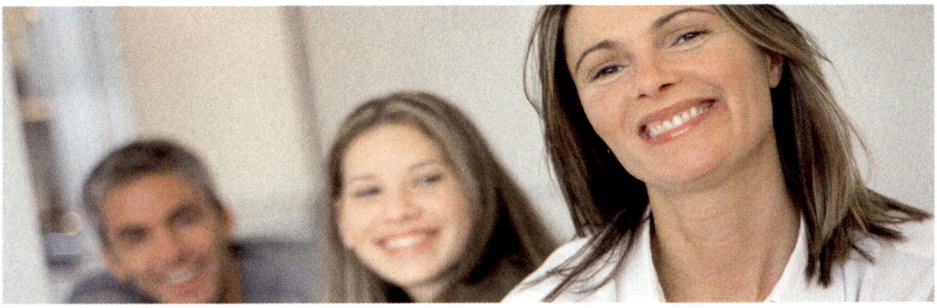

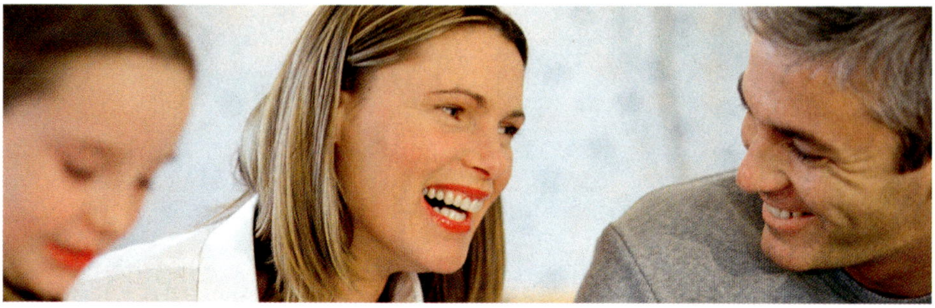

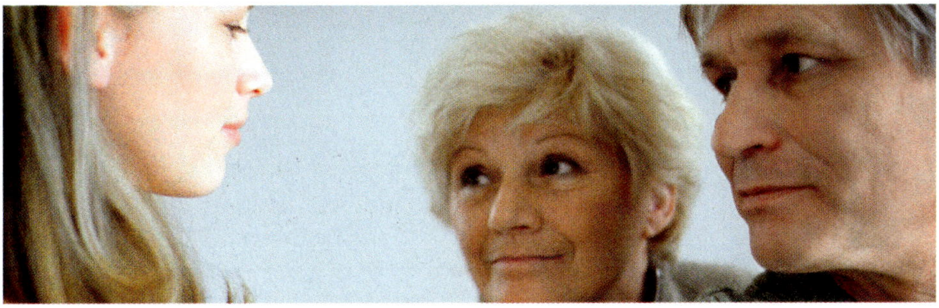

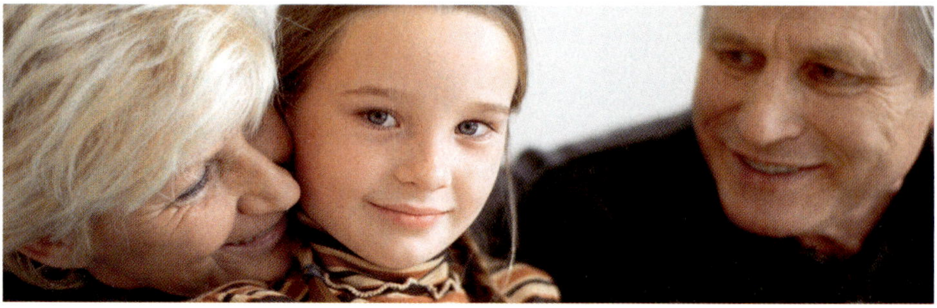

Danksagung

Ich bedanke mich an dieser Stelle ganz herzlich bei meiner Frau und Mitautorin Susana Niedan-Feichtinger, die wertvolle Impulse und Hinweise gegeben und sich mit dem Manuskript eingehend auseinandergesetzt hat.

In einer intensiven Auseinandersetzung haben sich in einer Gesprächsrunde Doris Mayr und Andrea Weinlich nicht nur mit dem Entwurf, sondern auch mit dem Rohmanuskript beschäftigt, wertvolle Hinweise gegeben, Anmerkungen gemacht und auf notwendige Korrekturen hingewiesen. Agnes Flunger und Dagmar Langeneck-Braitsch danke ich für die Durchsicht des Manuskripts. Ihnen allen danke ich für die so wertvolle Unterstützung bei der Fertigstellung des Manuskriptes.

Besonderer Dank sei dem Verlag, meiner Lektorin Jutta Martini und vor allem Dr. Judith Borgwart ausgesprochen, die sich für dieses Projekt in besonderer Weise eingesetzt hat.

Thomas Feichtinger

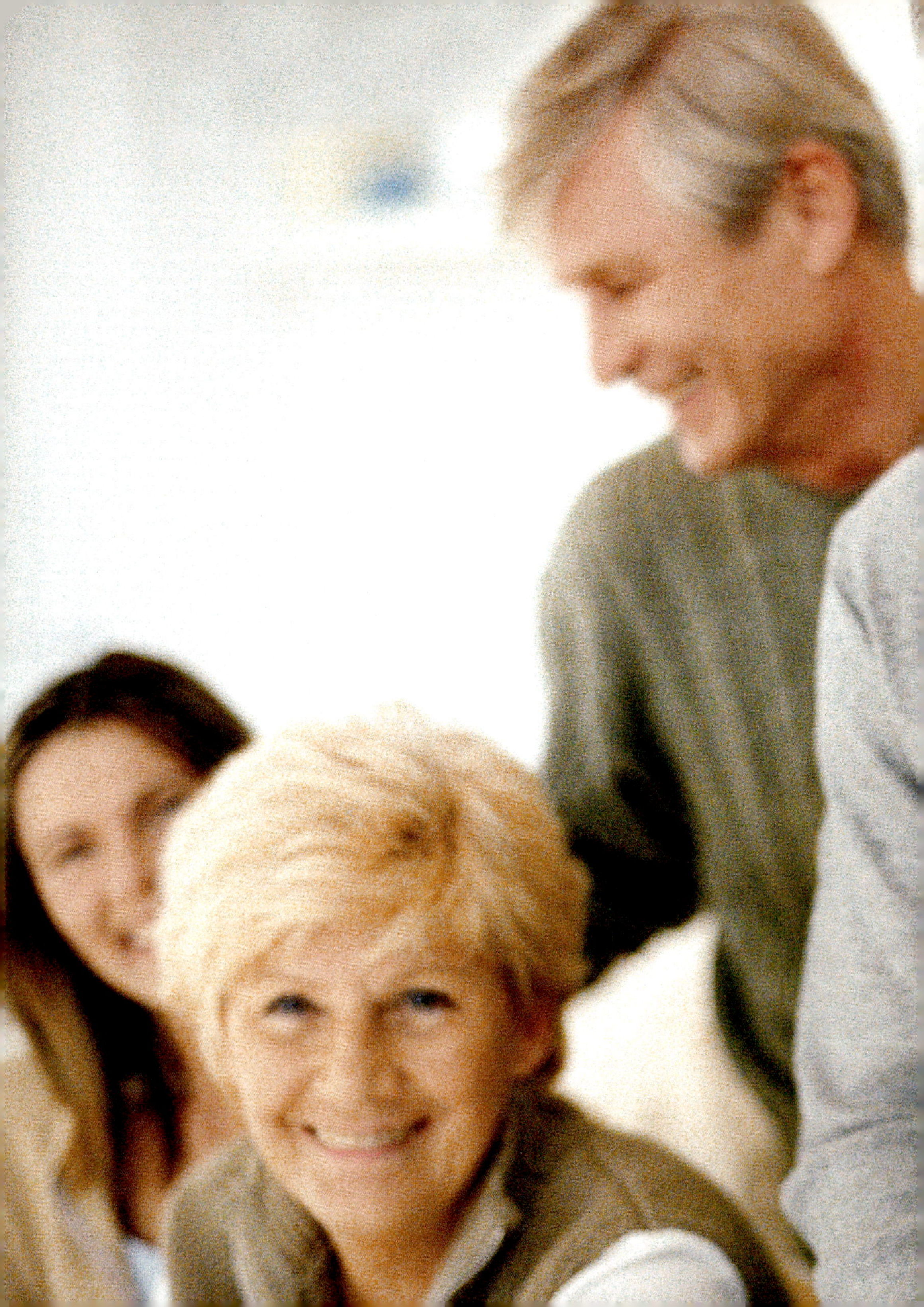

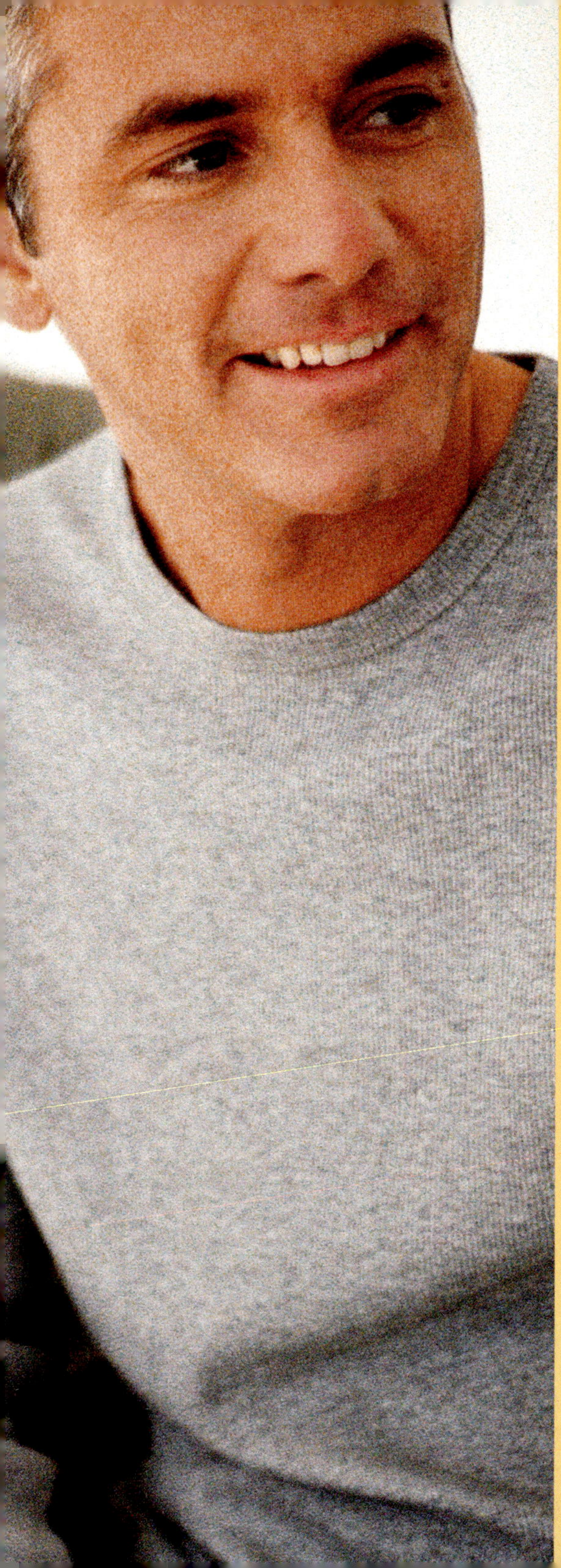

Mehr Leben in den Jahren

In diesem Kapitel wird aufgezeigt, wie sich das Leben heute gegenüber früheren Zeiten verändert hat. Für die Lebensqualität ist nicht nur körperliche Gesundheit wichtig, sondern auch die Bearbeitung belastender psychischer Strukturen. Die Biochemie nach Dr. Schüßler kann hierbei wertvolle Hilfe leisten.

Von der Qualität des Lebens

Mit zunehmendem Alter wird immer mehr auf Qualität geachtet, die Menge, die Quantität spielt eine immer geringere Rolle. Die Lebenserfahrung lehrt die meisten Menschen, dass qualitativ Hochwertiges sich letztlich auszahlt, ob bei Gegenständen, Dienstleistungen, der Gesundheitsvorsorge oder, und das besonders, auch in mitmenschlichen Beziehungen.

Das Leben verläuft in Schüben

Die Entwicklung des Menschen verläuft nicht linear, sondern in Phasen, manchmal auch in Sprüngen. Das lässt sich gut an heranwachsenden Kindern beobachten. Wahrscheinlich haben Sie selbst schon beobachtet, dass Kinder plötzlich in die Länge schießen, um dann bei einer bestimmten Körpergröße zu verharren, ehe ein weiterer Wachstumsschub einsetzt. Diese Phasen gibt es nicht nur bei der körperlichen, sondern auch bei der seelischen und geistigen Reifung. So gibt es Zeiten, in denen Kinder sehr ausgeglichen sind. Dann kommen Phasen mit Verweigerung, Protest, Spannungen und Konflikten, die für die ganze Familie schwierig sind. In diesen sogenannten Trotzphasen haben Eltern oft das Gefühl, zu verzweifeln. Besonders die Pubertät ist in dieser Hinsicht schwierig. Doch plötzlich wird aus dem rebellierenden Jugendlichen ein zugänglicher Fast-Erwachsener, der innerlich und äußerlich gereift ist.

Auch bei Erwachsenen gibt es genau solche Phasen ihrer Entwicklung; Schübe, die mit massiven Veränderungen einhergehen. Jeder kann an sich selbst feststellen, wie sich im Laufe der Zeit sein Körper verändert. Plötzlich werden bei Frauen die Hüften rundlicher, Männer setzen leichter Fett am Bauch an. Durch viel Sport und eine ausgewogene Ernährung kann Übergewicht zwar verhindert werden, aber an der

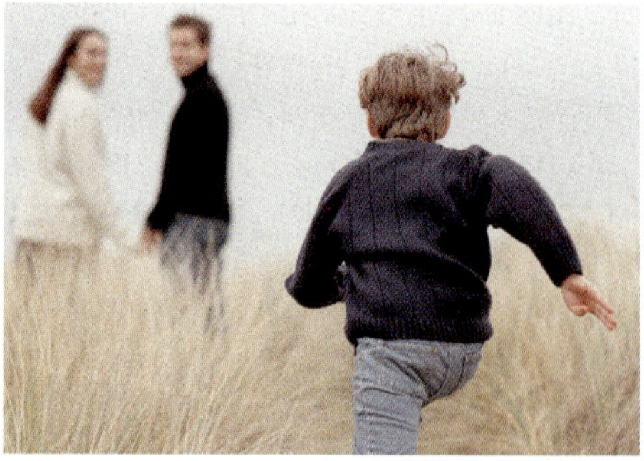

▲ Bei Kindern lässt sich die phasenhafte Entwicklung besonders gut beobachten.

grundsätzlichen Körperstruktur ändert sich nur wenig. Auch psychisch verändert sich der Mensch im Laufe seines Lebens. Vieles wird mit 50 oder 60 Jahren gelassener gesehen als mit 20. Zieht der Mensch aus seinen Erfahrungen die entsprechenden Schlüsse und integriert diese dann in sein Leben, ist er in Richtung Weisheit unterwegs. Letztlich schreitet die Entfaltung des Menschen voran bis zu seiner zweiten Geburt, wenn der Körper abgekoppelt wird und der Mensch sich von dieser Welt verabschiedet, um auf neue Welten zuzugehen. In allen diesen Phasen helfen die Schüßler-Salze, gesund, fit und ausgeglichen zu bleiben.

Hinweis

Als ausgewiesene Experten für Schüßler-Salze haben wir Produkte entwickelt, die Schüßler-Salze mit Nährstoffen kombinieren. Darauf weisen wir in diesem Buch auch hin.

In Würde älter zu werden fällt heutzutage allerdings schwer. Die fast allgegenwärtige Werbung verspricht ewige Jugend und ein regelrechter Jugendwahn ist entstanden, dem der Einzelne sich oft nur schwer entziehen kann. Da werden unglaubliche Energien aufgewendet, als 50-Jährige noch wie die 25-Jährige zu sein, die man einmal gewesen ist. Oder sich als 55-Jähriger noch immer wie der 22-jährige Lausbub zu benehmen, von dem man nicht Abschied nehmen will. Was muss da alles an Kleidung, Kosmetik und Styling aufgewendet werden, um diese Illusion zu erhalten.

Das Festhalten an einem bestimmten Alter bedeutet allerdings einen großen Verlust. Menschen, die zwanghaft jung sein wollen, bringen sich selbst um Erfahrungen und Erkenntnisse, die zu machen nur möglich sind, wenn man das eigene Alter akzeptiert und diesem entsprechend durchs Leben seine Bahn zieht. Damit ist nicht gemeint, dass man sich damit abfindet, alt und krank zu werden, nur noch passiv vor dem Fernseher zu sitzen und in einem virtuellen oder illusionären Leben seine Erfüllung zu finden. Vielmehr bedeutet das, dass man jedes Alter als wertvoll ansieht und versucht, das Beste daraus zu machen, aktiv seine Möglichkeiten nutzt, gesund zu bleiben und das Leben zu genießen. Das ist heute viel eher möglich als noch vor einigen Jahrzehnten. Menschen, die in der Lebensmitte einen neuen Beruf ergreifen oder sich für ein ihnen wichtiges Thema engagieren, Ältere, die reisen, neue Hobbys ausprobieren oder anfangen zu studieren, sind heute keine Seltenheit mehr und verdienen Respekt. Doch 60-Jährige, die sich kleiden und benehmen wie ihre Enkel, setzen sich der Gefahr aus, lächerlich zu wirken.

Irgendwann müssen auch diejenigen, die sich krampfhaft an die Jugendlichkeit klammern, erkennen, dass sie älter

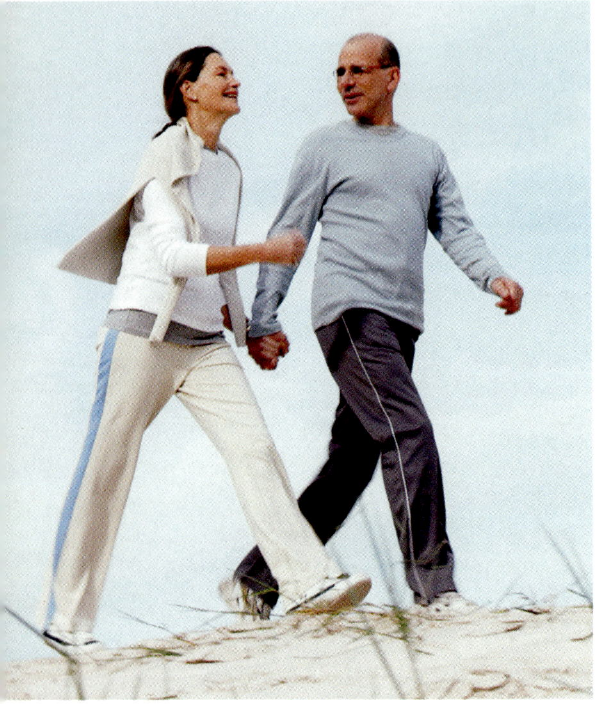

▲ Auch in reiferen Jahren kann man noch mit Sport beginnen.

geworden sind. Sie müssen dann plötzlich einen Sprung über viele Jahrzehnte machen und feststellen, dass ihnen all die Stufen fehlen, die möglich gewesen wären in den Jahren, in denen sie ihr reales Alter verdrängten. Da kommt manchmal das Gefühl auf, so manches verpasst zu haben. Ein Gefühl der Leere, das kaum zu verdrängen ist. Es gibt nur eine Möglichkeit: ab ins Leben, ins volle Leben und nichts festhalten, was mich aus dem Leben draußen halten könnte – und wenn es noch schwer ist – und wenn es noch so überraschende, wenn nicht gar harte Konsequenzen hat.

Einer der wichtigsten Mineralstoffe nach Dr. Schüßler, der auf der körperlichen Ebene für Elastizität steht, ist Calcium fluoratum Nr. 1. Auf der psychischen Ebene entspricht er der Flexibilität, die für Anpassungsfähigkeit, Lebendigkeit und Abgrenzung steht.

Leben bedeutet Veränderung

Entscheidend für das Voranschreiten in unserer Entfaltung oder Reifung ist der Wechsel zwischen einem energiereichen Entwicklungsschub und der darauffolgenden Ausgestaltungsphase der neu erworbenen oder manchmal sogar eroberten neuen Räume. Es gibt also einen natürlichen Rhythmus zwischen Dynamik und dem darauffolgenden Ausklingen. Wäre das nicht so, wäre unser Leben ein Einerlei. Das Leben wäre dann langweilig.

Oder es gäbe im Gegensatz einen fast selbstzerstörerischen Stress durch unentwegtes Sichverändern. Der oft zitierte Satz „Man muss immer auf dem Weg sein“ heißt ja nicht, dass man unentwegt gehen muss. Es gibt sicher so manchen beschaulichen Platz, an dem es sich gut ausruhen lässt und wo man neue Kraft schöpfen kann für die nächsten Abschnitte des Lebens. Außerdem ist es gut, hin und wieder anzuhalten, zurückzublicken und auch zu schauen, ob der einmal gewählte Weg noch immer der richtige ist. Ein allzu fest formulierter Weg kann, wie die heute mit Vorliebe genommenen Autobahnen, die vielen feinen Verästelungen des Lebens abschneiden.

Hinweis

Das Leben verlangt heute von jedem viel Flexibilität. Die Schüßler-Mineralstoffe können vor allem auf der körperlichen Ebene helfen, sich mit Energie und Mut neuen Herausforderungen zu stellen.

Das vorhin schon erwähnte sogenannte langweilige Leben hat es früher insofern gegeben, als das Leben oft schon von der Geburt bis in Tod hinein vorgezeichnet war. Heute verlangt das Leben eine große Lebendigkeit in Form von Flexibilität, sowohl im beruflichen wie auch im familiären Bereich. Das Leben heute hält viel mehr Chancen und Möglichkeiten bereit als früher. Jedes Jahr gibt es neue Berufe und Arbeitsbereiche, im privaten Bereich konkurrieren die unterschiedlichsten Lebensentwürfe. Von der traditionellen Familienstruktur mit Alleinverdiener und Hausfrau bis zur Senioren-WG ist alles möglich. Kehrseite der Medaille ist, dass sich die beruflichen Anforderungen ständig verändern, lebenslanges Lernen ist gefragt. Und auch im Privatleben ist vieles nicht mehr so sicher wie noch vor Jahrzehnten.

Die Vielfalt der Möglichkeiten kann auch als beängstigend und überfordernd empfunden werden. Deshalb ist es umso wichtiger, die Gesundheit zu erhalten und offen zu sein für Veränderungen. Wenn Energie für die Veränderungen gefragt ist, dann ist von den Mineralstoffen nach Dr. Schüßler die Power-Mischung dran: Ferrum phosphoricum Nr. 3, Kalium phosphoricum Nr. 5 und Natrium chloratum Nr. 8 (siehe Seite 55). Wenn es bei den geforderten Veränderungen um das Gefühl der Gefährdung der eigenen Existenz geht, dann kann auf der körperlichen Ebene Calcium phosphoricum Nr. 2 helfen.

Heraus aus überkommenen Strukturen

Nicht nur körperliche Veränderungen und Ansprüche von außen stellen Anforderungen an die Entwicklung eines Menschen. Es gibt auch noch die oftmals sehr vehementen Anforderungen aus dem Innenraum der Person selbst. Es handelt sich dabei um innere Strukturen, die in der Kindheit übernommen wurden. Kinder haben keine Wahl, wenn sie extremen Forderungen, Druck oder Zwängen aus ihrer Umgebung ausgesetzt sind. Sie müssen sich anpassen, vor allem dann, wenn die Nichtbeachtung mit harten Konsequenzen verbunden ist. Die Strukturen werden übernommen und können unnachgiebige Anforderungen stellen, die der Entfaltung der eigenen Persönlichkeit im Wege stehen.

AUS MEINER PRAXIS

Eine Frau erlebte als Mädchen einen Vater, der sehr rigoros auf die Beachtung seiner Vorstellungen vom Leben bestand. Dazu gehörte auch die geringe Wertschätzung der Frau, von der er Unterordnungsbereitschaft, wenn nicht gar Unterwürfigkeit verlangte. So auch bei seiner Tochter, die das als normal ansah, denn sie kannte keine Alternative. Als sie erwachsen wurde, war es für sie nicht möglich, ein anderes Lebensmodell zu realisieren als das, das sie durch ihren Vater verinnerlicht hatte. Also ging sie eine Verbindung mit einem Mann ein, der in der Unterordnungsbereitschaft seiner Frau die ideale Verbindung sah. Diese Verstrickung ging ziemlich lange gut. Als aber die Frau aus sich heraus Impulse verspürte, sich dem Leben zu stellen, als sie sich nun doch in ihrer Würde missachtet sah, begann zuerst eine innere Auseinandersetzung, der die äußere mit ihrem Mann folgte. Der hatte die ihm von seiner Frau entgegengebrachte Unterordnungsbereitschaft weidlich ausgenützt. Doch es tut einer Partnerschaft nicht gut, wenn beim Partner eine zwanghafte Struktur zum eigenen Nutzen missbraucht wird. Das rächt sich irgendwann einmal. So auch in diesem Fall. Der Mann war nicht bereit, seine eigenen Strukturen infrage zu stellen oder gar Schuld bei sich zu suchen, sondern er regte sich über seine aufmüpfige Frau auf. Die ließ sich aber scheiden und hat in einer guten Beratung nicht nur das Abhängigkeitsverhältnis zu ihrem geschiedenen Mann abgebaut, sondern auch die Wurzeln, die zu dieser unglücklichen Beziehung geführt hatten. Das war harte Arbeit, aber sie hat sich gelohnt, denn nur auf diesem Weg ist es ihr gelungen, in eine für sie beglückende und wertvolle Beziehung zu gelangen. Doch auch ihr Körper hatte unter den beschriebenen Belastungen schwer gelitten. Die Mineralstoffe nach Dr. Schüßler waren da eine willkommene und wertvolle Hilfe.

Hinweis

Jeder trägt Ballast aus der Kindheit mit sich herum. Jetzt ist es Zeit zu prüfen, ob erlernte Verhaltensweisen noch sinnvoll sind oder das Leben schwermachen.

Um die Lebensmitte herum wird das übergestreifte Kleid aus übernommenen Strukturen oftmals gesprengt. Dann schlüpft der Schmetterling aus seinem Kokon. Die Person befreit sich aus Gefängnissen, die früher einmal Schutz und Geborgenheit gebracht, manchmal sogar das Überleben gesichert haben, das physische und das emotionale.

Die Zeit um die Mitte des Lebens, also die Zeit von 35 bis 45, ist jene, in welcher der Psychoanalytiker C.G. Jung die Phase der Individuation gesehen hat. Es ist die Phase, in der die Person, die innerste Schicht des Menschen, ihrem Selbst gegenübertritt, es in Frage stellt und vor allem beginnt, Zwänge zu lockern. Es beginnt die Arbeit am Charakter. Für diese harte Arbeit sind die folgenden Mineralstoffe eine große Hilfe:

- Calcium fluoratum Nr. 1 hilft, den eigenen Standpunkt zu finden.
- Calcium phosphoricum Nr. 2 fördert den Aufbau und die Stärke der eigenen Persönlichkeit.
- Ferrum phosphoricum Nr. 3 hilft, innere Zwänge zu lockern und mit Konflikten lockerer umzugehen.
- Kalium chloratum Nr. 4 hilft, ein fließendes und angemessenes Gefühlsleben zu entwickeln.
- Kalium phosphoricum Nr. 5 stellt die notwendige Energie für die Auseinandersetzung mit überkommenen Strukturen bereit.
- Kalium sulfuricum Nr. 6 steht für eine gute Abgrenzung.
- Magnesium phosphoricum Nr. 7 sorgt für die richtige Spannung.
- Natrium chloratum Nr. 8 sorgt für den Fluss des Lebens.
- Natrium phosphoricum Nr. 9 rückt das angemessene Maß an Einsatz ins Blickfeld.
- Natrium sulfuricum Nr. 10 korespondiert mit dem Gefühlshaushalt.
- Silicea Nr. 11 sorgt für die Vernetzung, für die Einbindung in die Gemeinschaft.
- Calcium sulfuricum Nr. 12 hängt mit einer guten Kommunikation von Innenwelt und Außenwelt zusammen.

Diese Phase ist nicht einfach und oftmals schmerzlich. Wenn ein Partner da ist, dann betrifft diese Arbeit auch ihn, denn die Veränderung eines Partners hat auch immer Veränderungen in der Beziehung zur Folge. In einer lebendigen Partnerschaft, in der Veränderungen und Wachstum willkommen sind, ist dies kein Problem. Doch wenn einer der Partner keine Veränderungen will, entsteht eine Krise, die eine Destabilisierung der Beziehung zur Folge hat.

Der widersinnige Wert eines langen Lebens

Leider wird viel zu häufig ausschließlich auf die Länge eines Lebens geachtet. Die Verlängerung des Lebens um jeden Preis steht im Vordergrund. Ein hohes Alter zu erreichen gilt als Beweis für ein tolles Leben. So darf es nicht verwundern, dass auch von einem Annäherungstod gesprochen wird, weil das Leben so lange verlängert wird, dass der Übergang vom Leben in den Tod gar nicht mehr richtig festzustellen ist.

Demgegenüber steht die Entwertung von Menschen, die nicht mehr im aktiven Leben stehen. Hoch angesehen sind heute Jugendlichkeit, Karriere, die Erwerbstätigkeit; wenn man sozusagen „mitten im Leben steht", wenn man sich etwas leisten kann. Die Alten, die nichts mehr leisten, nichts mehr zum Bruttosozialprodukt beitragen, sind die Nutzlosen, die „nur" mehr den Sozialstaat belasten.

Auf der anderen Seite wollen viele Menschen so rasch wie möglich in Rente gehen. In zunehmendem Maße erkennen aber viele, dass arbeiten nicht nur Geldverdienen heißt, sondern auch jung erhält, vor allem wenn die Arbeit mit innerem Engagement und Freude getan wird. Auch erfordert Freizeit oft viel Organisation, wenn sie sinnvoll verbracht oder gestaltet werden soll.

Die Ressourcen im Leben

Es ist ein Trugschluss zu glauben, dass man ohne Folgen ein Leben in Saus und Braus und ohne Rücksicht auf die körperlichen Grundlagen führen könne. Andere wiederum vermuten, dass sie sowieso nicht alt werden, und da komme es nicht auf einen sparsamen Umgang mit den Reserven des Körpers an! Das finde ich verantwortungslos gegenüber dem eigenen Leben.

Die Grundlagen für ein Altwerden ohne chronisches Siechtum werden schon in jungen Jahren gelegt. Insofern hatte Dr. Bruker recht, wenn er immer wieder betont hat: „Alt werden heute, das ist nicht das Problem. Aber wie alt werden, das ist heute ein großes Problem." Es ist aber nie zu spät, Vorsorgemaßnahmen zu treffen.

Hinweis

Bei der Einnahme der Schüßler-Mineralstoffe, wie überhaupt bei Maßnahmen, die der Gesunderhaltung oder Gesundung dienen, muss langfristig gedacht werden.

Wer denkt schon ans Älterwerden?

Das Älterwerden wird meist verdrängt. Dabei ist es wichtig, sich frühzeitig damit zu befassen, um geeignete Maßnahmen ergreifen zu können, um gesund und vital alt zu werden. Neben einer gesunden Ernährung und ausreichend Bewegung gehört dazu vor allem auch das regelmäßige Auffüllen der Mineralstoffspeicher. Das ist ein Hauptbestreben in der Biochemie nach Dr. Schüßler.

Es gibt aber bestimmte Situationen, da lässt sich der Gedanke daran, dass man selbst älter wird, nicht so einfach verdrängen. Oft tritt die Frage nach dem Älterwerden in Krisenzeiten auf oder wenn der eigene Alterungsprozess nicht mehr verleugnet, vielleicht auch nicht mehr verdrängt werden kann. Die ersten Falten zeigen sich, körperliche Grenzen werden spürbar. Für viele ist die erste Begegnung mit dem Alter, wenn sie sich

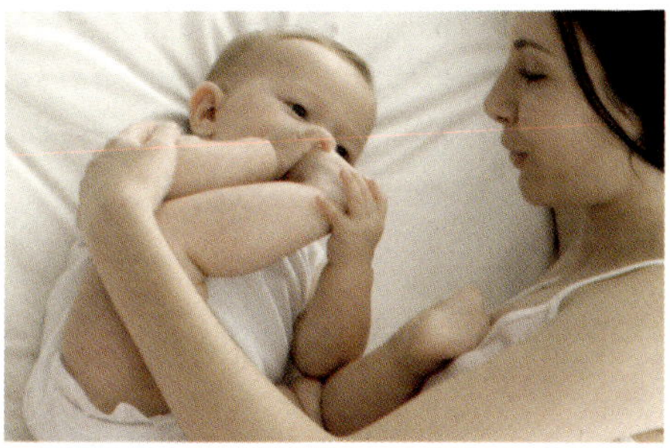

▲ Die Sorge um das Wohlbefinden des Kindes führt viele Frauen zur Beschäftigung mit alternativen Heilmethoden.

um die eigenen Eltern kümmern müssen oder wenn sie erleben, wie die Eltern ihre Eltern pflegen. All dies bringt den Gedanken an das eigene Älterwerden näher.

Hinweis

Lebensqualität wird meistens nicht geschenkt. Jeder kann selbst viel dazu beitragen.

Meist sind es die Frauen, die in langen Bögen, wie sie im Leben gespannt werden müssen, denken. Sie machen sich Sorgen um die Gesundheit der Familie, aber auch darum, wie es ihren Kindern einmal gehen wird. So ist es nicht verwunderlich, dass die erste Begegnung mit den Schüßler-Salzen, den gesundheitsfördernden Substanzen ohne belastende Nebenwirkungen, oft während der Schwangerschaft oder bei einer Krankheit des Kindes stattfindet. Es geht aber auch um Wissen und Können, wenn in der Familie jemand gepflegt werden muss. Da sind es wiederum die Frauen, die meistens diese Aufgabe übernehmen. Die Käufer der gesundheitsbezogenen Bücher sind fast ausschließlich, leider immer noch, Frauen.

In diesem Buch geht es nicht allein um die körperliche Lebensqualität, wichtig in den Wandlungen des Lebens sind auch die psychischen Zusammenhänge. Die Biochemie nach Dr. Schüßler bietet viele Möglichkeiten, die körperliche Ebene im Menschen positiv zu beeinflussen, um das Leben besser meistern zu können. Allerdings hat die Einnahme der Schüßler-Mineralstoffe auch einen Einfluss auf die Gefühls- und Gemütsebene. Letztlich hat der Aufbau von tragfähigen Speichern im Körper auch Einfluss auf das psychische Leben. Es muss hier aber davor gewarnt werden zu glauben, die Wirkung käme automatisch zustande.

Dazu ein Vergleich: Es heißt bekanntermaßen „Kleider machen Leute" und in begrenztem Ausmaß stimmt das auch. Die Zeichen der Mängel an Mineralstoffen im Antlitz lassen sich wie die Kleidung eines Menschen verstehen. Sie sagen über die psychische Ebene insofern etwas aus, dass man auf gewisse zwingende charakterliche Strukturen schließen kann, die den entsprechenden Mangel verursacht haben. Wenn die Mineralstoffe genommen und die Speicher aufgefüllt werden, dann geschieht das auf der körperlichen Ebene. Die Folge ist ein vitaleres, oft auch jüngeres Aussehen. Nimmt man die Herausforderung auf der psychischen Ebene an, ist es nun möglich, an dem Verhaftetsein in oder Gekettetsein an gewisse Strukturen zu arbeiten. Das ist wie das Anziehen neuer Kleider. Aber dieses Anziehen neuer Kleider, das „Arbeiten am Charakter" bleibt niemandem erspart.

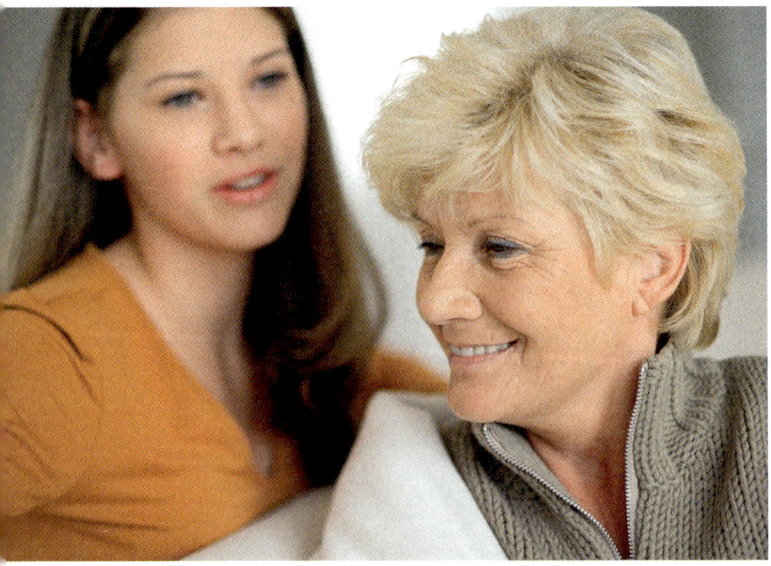

◀ Glücklich leben im Hier und Jetzt – das ist das Wesentliche.

Leben findet immer unmittelbar jetzt statt. Und wie ich jetzt lebe und an mir arbeite, hat Einfluss auf meine Zukunft. Also nicht den Blick in die Zukunft werfen, nicht „warum?“ oder „wozu?“ fragen, sondern auf das Hier und Jetzt schauen. Denn da ist das Leben und genau das hat Einfluss auf mein künftiges Leben. Nicht umsonst heißt die entscheidende Frage im Leben: „Was machst du draus?“ und das jetzt, in der ganzen Verantwortung vor der eigenen Lebensbiographie.

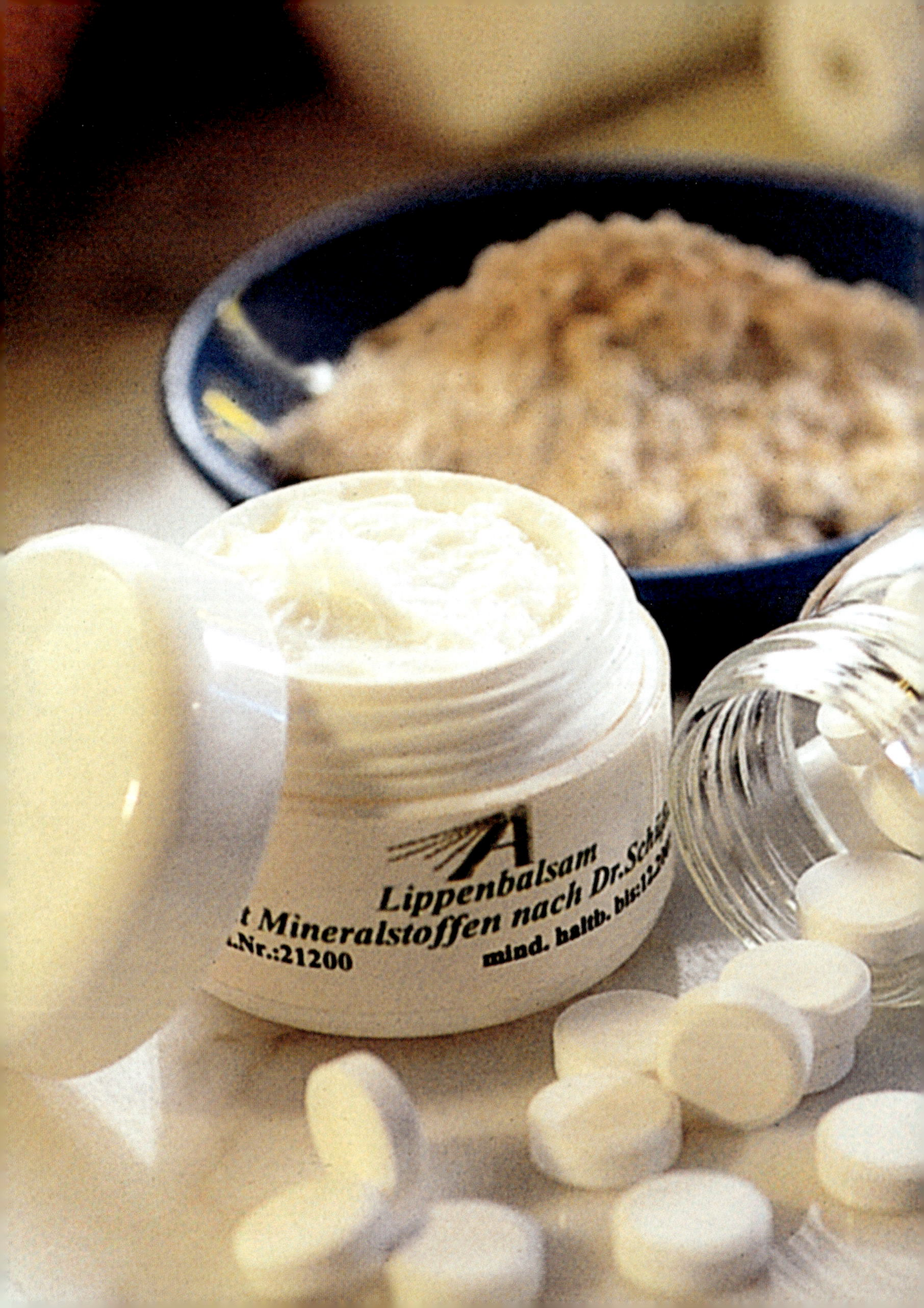
Lippenbalsam
Mineralstoffen nach
.Nr.:21200
mind. haltb. bis:

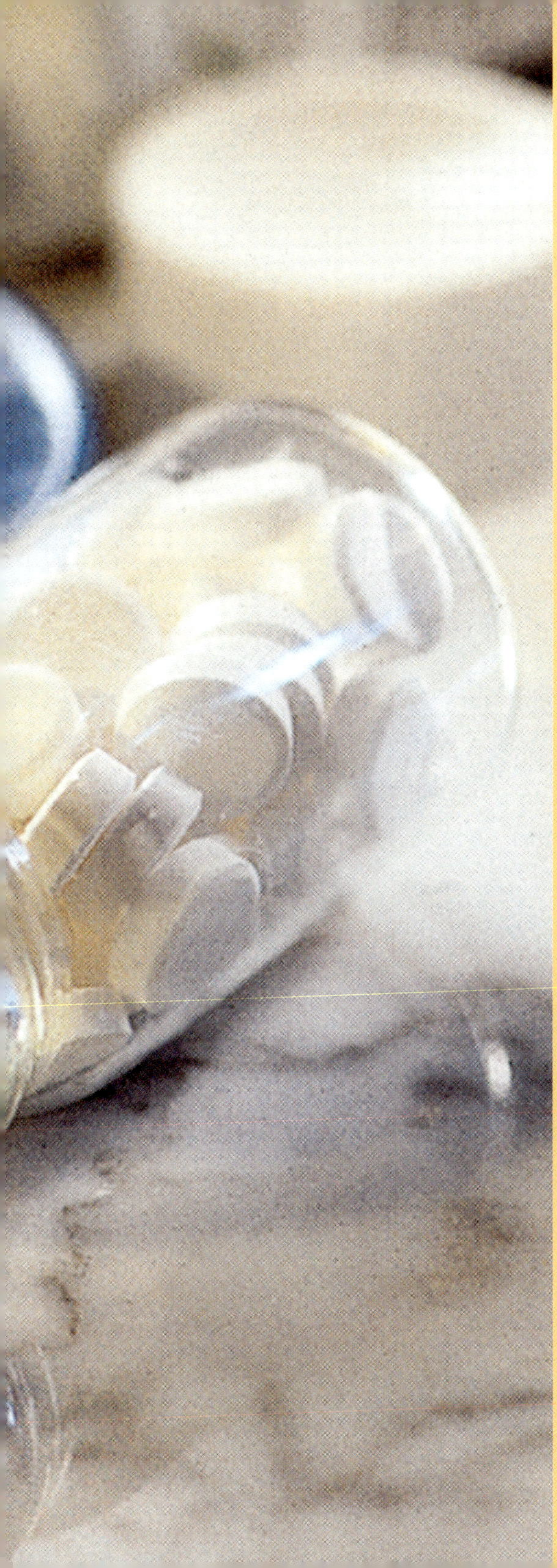

Biochemie nach Dr. Schüßler

Mineralstoffe sind unersetzbar für die Funktion des Organismus und deswegen auch bedeutsam für seelische Entwicklungs- und Reifungsprozesse. In diesem Kapitel lernen Sie die wichtigsten Schüßler-Mineralstoffe, ihre Funktion und Anwendung kurz gefasst kennen.

Mineralstoffe für die Zellen

Bei den Schüßler-Mineralsalzen handelt es sich um die wesentlichen Zellnährstoffe, die es den einzelnen Zellen im Körper ermöglichen, ihre Aufgaben im jeweiligen Zellverband optimal zu erfüllen. Zusätzlich steuern sie durch ein gutes Schwingungsfeld den Mineralstoffhaushalt außerhalb der Zellen.

Was ist das Besondere der Schüßler-Mineralstoffe?

Der homöopathische Arzt Dr. Wilhelm Heinrich Schüßler (1821–1898) fand jene zwölf Mineralstoffverbindungen, die für den ungestörten Betrieb des Organismus unverzichtbar sind. Anhand seiner Beobachtungen an kranken Menschen, seiner Erfahrung in der Homöopathie und der zu der damaligen Zeit hochaktuellen Erforschung der menschlichen Zelle schlussfolgerte er, dass die Gesundheit der Zelle – und damit des Körpers – durch Deckung des Mineralstoffverlustes entsteht. Außerdem müssten die Mittel potenziert (verdünnt) werden, um sie aufnahmefähig für die Zelle zu machen, und dieselbe Zusammensetzung beziehungsweise chemische Verbindung haben, wie sie im Körper vorliegt.

Als Arzt wusste Schüßler, dass unverdünnt eingenommene Mineralstoffe eine Belastung für den Organismus darstellen können. Das kennen wir beispielsweise von den üblichen Calcium-, Magnesium- oder Eisenpräparaten. Werden sie über einen längeren Zeitraum zu hoch dosiert eingenommen, kommt es zu unerwünschten Nebenwirkungen. Die Schüßler-Mineralstoffe sind deshalb so stark verdünnt, dass sie durch die winzigen Öffnungen der Zellmembran treten können.

Hinweis

Die Betriebsstoffe, auch als Funktionsmittel oder Mikromineralien bezeichnet, befinden sich innerhalb der Zellen. Sie steuern den Zellstoffwechsel, während die Baustoffe für den Aufbau des Körpers verantwortlich sind.

Damit der Körper optimal funktionieren kann, ist ein Gleichgewicht zwischen den Mineralstoffen innerhalb (Betriebsstoffe) und außerhalb der Zelle (Baustoffe) notwendig. Bei einem Mangel an Mineralstoffen, sowohl innerhalb wie außerhalb der Zellen, entstehen Störungen, die durch das Auffüllen behoben oder rückgängig gemacht werden können. Ein gesunder Körper wird über die Nahrung ausreichend versorgt. Ein belasteter Körper ist auf die Zufuhr von wichtigen Stoffen, unter anderem der Mineralstoffe, angewiesen, da er sich nicht mehr aus eigener Kraft ausreichend organisieren kann.

Die fein verteilten Mineralstoffe für die Zellen werden durch die Biochemie nach Dr. Schüßler in den Körper gebracht. Die Mineralstoffe nach Dr. Schüßler sind für Betriebsstörungen zuständig. Solche Störungen werden durch das Auffüllen mit den entsprechenden Mineralstoffen rückgängig gemacht.

Die Baustoffe, die auch Makromineralien genannt werden, werden über die Nahrung aufgenommen. Durch die heute üblichen Ernährungsgewohnheiten entstehen im Körper meist auch Mängel an anderen wichtigen Nährstoffen, die zu spezifischen oder unspezifischen Beschwerden führen. Deshalb sollten sie durch Nährstoffe aus der orthomolekularen Medizin ergänzt werden. Dazu gibt es von der Adler Pharma eine völlig neuartige Produktreihe, die speziell auf die Wirkungsbereiche der zwölf Basismineralstoffe nach Dr. Schüßler abgestimmt sind[1].

Tipp

Eine gesunde Ernährung mit möglichst naturbelassenen Lebensmitteln, die alle Vitalstoffe abdecken, kann viel dazu beitragen, gesund zu bleiben.

Bei den Schüßler-Mineralstoffen kommt es nicht auf die Quantität (Menge der Mineralstoffe) an, sondern auf die Qualität der Verdünnung. Das bedeutet, dass sie möglichst als einzelne Moleküle in der Trägersubstanz, dem Milchzucker, vorhanden sind. Dadurch können sie vom Organismus unmittelbar eingebaut und verwendet werden. Bei einer Laktoseintoleranz können Dilutionen eingesetzt werden, die vom Apotheker hergestellt werden.

Hinweis

Die Mineralstoffe nach Dr. Schüßler sind homöopathische Arzneimittel von hoher Qualität. Die potenzierten Mineralstoffe werden dem Körper wegen eines Mangels an Betriebsstoffen (Funktionsmitteln), der hauptsächlich innerhalb der Zelle besteht, zugeführt.

1 Adler Ortho Kapseln Nr. 1 bis Nr. 12

Wie werden die Mineralstoffe angewendet?

Am besten ist es, wenn man die Mineralstoffe einzeln im Mund zergehen lässt. Da die Mineralstoffe über die Mund- und Rachenschleimhäute aufgenommen werden, ist es wichtig, die Tabletten nicht hinunterzuschlucken, sondern langsam im Mund zergehen zu lassen. Grundsätzlich können alle für eine Tagesdosis empfohlenen Mineralstoffe miteinander gemischt und über den Tag verteilt eingenommen werden. Eine andere Möglichkeit ist das Auflösen der Mineralstofftabletten in Wasser. Die Lösung wird dann schluckweise eingenommen, wobei jeder Schluck möglichst lange im Mund behalten werden sollte.

Werden die Schüßler-Mineralstoffe nach homöopathischem Gesichtspunkt eingesetzt, sollten sie nicht mit Metallgegenständen in Berührung kommen. Nach unserem Gesichtspunkt einer Verdünnung zum Zwecke der Substitution ist dies nicht von Bedeutung, denn der gelöste Mineralstoff ändert sich durch die Verwendung eines metallenen Löffels nicht.

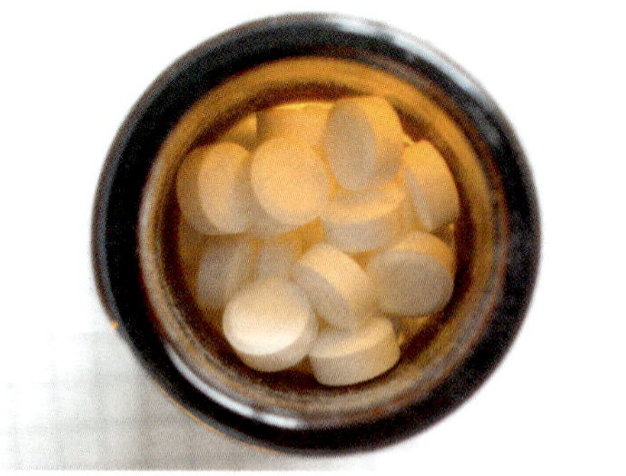

▲ Die Mineralstofftabletten werden entweder gelutscht oder in Wasser aufgelöst eingenommen.

Was ist grundsätzlich bei den Schüßler-Mineralstoffen zu beachten?

An dieser Stelle erhalten Sie einige wichtige Hinweise zur Anwendung der Schüßler-Mineralstoffe. Wer sich umfassender über die Mineralstoffe nach Dr. Schüßler informieren möchte, dem empfehlen wir die im selben Verlag erschienene Literatur über die Biochemie nach Dr. Schüßler[2].

- Eine handelsübliche Tablette der Schüßler-Mineralstoffe wiegt 0,25 Gramm. 100 Gramm entsprechen etwa 400 Tabletten.
- 48 Mineralstofftabletten sind eine Broteinheit (BE) und entsprechen 45 Kilokalorien (Kcal).
- Die Mineralstoffe können selbstverständlich neben allen Arzneimitteln und Heilweisen, auch der Homöopathie oder den Blütenessenzen nach Dr. Bach, eingenommen werden. Sie behindern die Behandlung nicht. Vielmehr unterstützen und fördern sie

2 Siehe Literaturverzeichnis Seite 159.

diese dadurch, dass sie dem Organismus die benötigten Mineralstoffe zur Verfügung stellen.

- Am Anfang kann es zu einem starken Bedürfnis nach den Mineralstoffen kommen. Das zeigt, wie stark der Mangel ist. Eine Abhängigkeit von den Schüßler-Mineralsalzen ist ausgeschlossen.
- Jeder kann mehr Mineralstoffe einnehmen, als ihm aufgrund einer Antlitzanalyse oder einer anderen Bedarfsfeststellung empfohlen wurde, da eine Überdosierung durch die starke Potenzierung nicht möglich ist. Nach einer gewissen Zeit verliert sich das unter Umständen überaus große Bedürfnis, da sich die Mineralstoffspeicher auffüllen.
- Manchmal wird auch ein Widerstand oder gar eine Ablehnung gegen die Mineralstoffe aufgebaut. Diesem Gefühl ist unbedingt nachzugeben und die Einnahme nicht entsprechend der empfohlenen Menge „durchzuziehen". Die Menge kann zu hoch sein und sollte dann reduziert werden. Oder die Zusammenstellung stimmt nicht (mehr). Eine neue Antlitzanalyse oder eine andere Bedarfserstellung ist notwendig. Die Mineralstoffspeicher können aber auch aufgefüllt sein und für eine gewisse Zeit ist eine Pause notwendig.

Hinweis

Grundsätzlich sollten Menschen wieder lernen, mehr auf den eigenen Organismus zu hören und seine Signale ernst zu nehmen. Wenn also ein starkes Bedürfnis oder ein Widerstand gegen die Schüßler-Mineralstoffe auftritt, sollte die Ursache abgeklärt und Konsequenzen gezogen werden.

Die Menge richtet sich nach den persönlichen Gegebenheiten und sollte entsprechend den gesundheitlichen Störungen oder in einer Antlitzanalyse ermittelt werden. Als Faustregel für die Dosierung gilt:

- In akuten Fällen alle drei bis fünf Minuten eine Tablette.
- Bei chronischen Erkrankungen sieben bis zehn Stück am Tag oder stündlich eine Tablette.
- Zur Vorsorge und Regeneration alle zwei Stunden eine Tablette.

Die Dauer der Einnahme ist individuell unterschiedlich. Wichtig ist es, dass nach dem Verschwinden der Krankheitszeichen die Mineralstoffspeicher wieder aufgefüllt werden. Die Mineralstoffe sollten also einige Zeit über das Nachlassen der Beschwerden hinaus genommen werden. Je nach Beschwerden zwei bis drei Wochen oder bei ernsthaften Beschwerden monatelang darüber hinaus. Eine auch nur annähernd gute Gesundheitsvorsorge muss sich um den Aufbau der Substanz, der Widerstandskraft, also um das Auffüllen der Mineralstoffspeicher im Körper kümmern. Dies kann Wochen, Monate, aber auch Jahre dauern, wenn jemand durch besondere Belastungen ausgelaugt ist.

Tipp

Wer laufend viel leisten muss, also einen großen Verschleiß an Betriebsstoffen hat, sollte die Mineralstoffe ständig nehmen, damit der Körper nicht auf die Reserven zurückgreifen muss.

Wie kann der Körper auf die Schüßler-Mineralstoffe reagieren?

Wenn zu Beginn der Einnahme der Mineralstoffe nach Dr. Schüßler sich ein Wohlgefühl ausbreitet, dann wurden die Betriebsspeicher (Flüssigkeiten) gereinigt. Wenn dann alte Leiden wieder zum Vorschein kommen, alte Schmerzen wieder wach werden oder wenn Sie den Eindruck haben, Ihr Gesundheitszustand würde sich verschlechtern, dann erschrecken Sie bitte nicht. Denn die Depots werden abgebaut: Es geht ans Eingemachte. Dabei entsteht das Gefühl, als ob eine alte Krankheit wieder aufträte.

Das sind alles Zeichen, dass der Organismus mit den ihm zur Verfügung gestellten Betriebsstoffen zu arbeiten beginnt. Dabei werden auch Altlasten aufgearbeitet, was sehr wichtig ist. Möglicherweise treten Regenerationsschmerzen in Gelenken, Muskeln, Sehnen, Bändern, Knochen, Kiefer und Zähnen auf. Aber auch vorübergehende Störungen wie Sodbrennen, geschwollene Hände und Füße, Juckreiz, Kopfschmerzen und Kältegefühl können sich einstellen.

Eine häufige Reaktion besteht in einer leicht erhöhten Temperatur. Dann sollte die Einnahme von Ferrum phosphoricum Nr. 3 erhöht werden. Auch ein Schnupfen, der auf einen Mangel an Natrium chloratum Nr. 8 hinweist, und schleimiger Husten, der auf das Fehlen von Kalium chloratum Nr. 4 hindeutet, können auftreten.

Äußere Anwendung der Mineralstoffe

Bei manchen Beschwerden, wie zum Beispiel Hornhaut auf den Fersen, führt die Einnahme von Calcium fluoratum Nr. 1 lange Zeit nicht zu einem äußerlich sichtbaren Erfolg. Der Organismus regeneriert mit diesem speziellen Mineralstoff bedeutendere Störungen im Körper zuerst, wie die Spannkraft des Herzens, erschlaffte Mutterbänder oder lockere Zähne. Das, was sich äußerlich an Zeichen zeigt, ist oft nur die Spitze des Eisberges. Deshalb ist eine Kombination von innerer und äußerer Anwendung sinnvoll. Die Einnahme versetzt den

Organismus in die Lage, auch nicht bekannte versteckte Belastungen zu regenerieren, und die äußere Anwendung bringt einen raschen, oft auch gewünschten kosmetischen Erfolg.

Oft werden die Mineralstoffe nach Dr. Schüßler in der äußeren Anwendung einzeln angewendet. Doch nicht immer kann ein Problem mit einem einzigen Mittel abgedeckt werden. Die äußere Anwendung der Mineralstoffe eignet sich gut, wenn mehrere Mineralstoffe empfohlen werden. Die aufgetragenen Mineralstoffe gelangen ohne Umwege über die Haut direkt an den Behandlungsort und können dort ihre Wirkung entfalten.

Hinweis

Die Mineralstoffe nach Dr. Schüßler werden auch über die Haut aufgenommen.

Dazu gibt es Salben, Gele oder Cremegele, welche je nach dem Bedarf und dem Charakter der Belastung eingesetzt werden. Die Mischungen sind in jeder Apotheke, die mit der Adler Pharma zusammenarbeitet, erhältlich.

M-Cremegelmischung E: Diese Mischung ist speziell für zu Ekzemen neigende Haut entwickelt worden. Sie wirkt gegen Entzündungen, entlastet Drüsen und Oberhaut und stillt den Juckreiz. Außerdem versorgt sie die Haut mit Feuchtigkeit und hilft beim Abbau der Juckreiz auslösenden Schlacken.

M-Salbenmischung H: Bei Husten, auch zur Vorbeugung, ist eine Salbe zu empfehlen, da sie die Mineralstoffe im Laufe der Nacht abgibt und einen leichten Wärmestau erzeugt. Bellender Husten und Schleimbildung, aber auch krampfartige Spannungen in den Bronchien werden durch diese Salbe gelindert und rasch abgebaut. Bei Reizhusten am Beginn der Heizperiode sollte zusätzlich Natrium chloratum Nr. 8 eingenommen werden.

M-Cremegelmischung N, M-Salbenmischung N: Neurodermitis entsteht hauptsächlich dadurch, dass bei einer mangelhaften Schlackenausscheidung die Schlackenstoffe über die Haut ausgeschieden werden. Bei starkem Juckreiz ist das Basenbad (siehe Seite 162) sehr hilfreich. Ob ein Cremegel oder eine Salbe gewählt wird, hängt vom subjektiven Empfinden ab. Die im Cremegel beziehungsweise Salbe enthaltenen Mineralstoffe reduzieren Entzündungen, versorgen die Oberhaut und transportieren Schlacken ab. Außerdem reduzieren sie den Juckreiz, regulieren den Flüssigkeitshaushalt der Haut und helfen beim Säureabbau und bei der Ausscheidung der Schlacken.

M-Gelmischung W: Wunden brauchen, sofern sie nicht ärztlich versorgt werden müssen, eine rasche Versorgung. Das Gel hat eine leicht desinfizierende Wirkung und sorgt für die Wiederherstellung der Oberhaut, reduziert die Schmerzen, stillt das Blut und bringt eine rasche Linderung. Es liefert die Energie für den Regenerationsprozess, baut neues Gewebe auf und ist für den Aufbau von Bindegewebe unerlässlich.

Für alle Schüßler-Anwenderinnen interessant ist der Einsatz der Biochemie nach Dr. Schüßler in Form einer äußeren Anwendung als Körperpflege. Bei der neu entwickelten biochemischen Körperpflegelinie der Adler Pharma (siehe Seite 160) geht es nicht nur um die Mineralstoffe nach Dr. Schüßler, sondern auch um hochwertige Salbengrundstoffe, durch die die Mineralstoffe sozusagen mit dem „Porsche" in die Haut gelangen und nicht mit einem „Trabi".

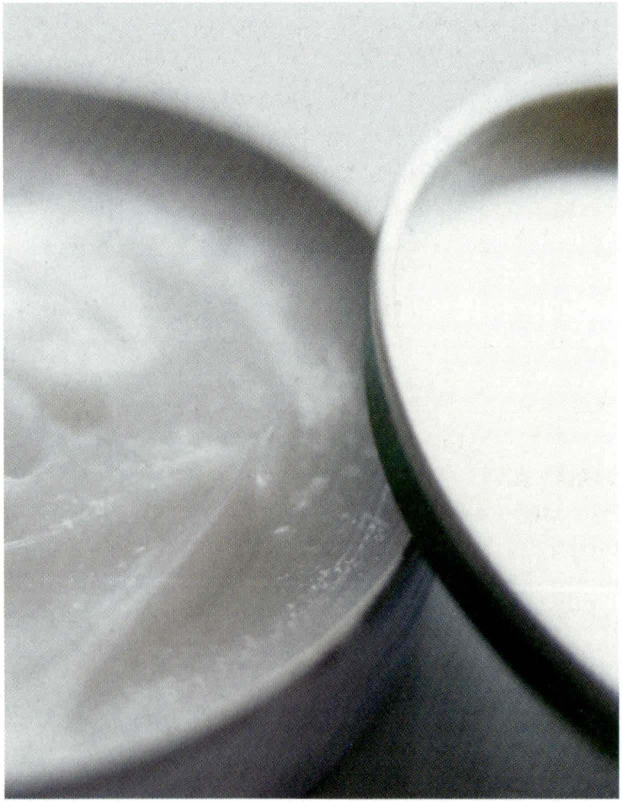

◀ Cremes und Salben transportieren die wertvollen Schüßler-Mineralsalze über die Haut direkt an den Ort der Wirkung.

Die biochemischen Mineralstoffe

Jedes der zwölf Funktionssalze und 15 Erweiterungsmittel erfüllt im Körper eine spezielle Funktion. Doch nur das Zusammenspiel der einzelnen Betriebsstofe und Baustoffe garantiert Gesundheit und Wohlbefinden.

Die zwölf Funktionssalze

Dr. Schüßler fand zwölf Mineralstoffverbindungen, die für den Körper unerlässlich sind. Sie werden im Folgenden kurz vorgestellt.

Calcium fluoratum Nr. 1

Aufgaben und Anwendungsbereiche

Calcium fluoratum ist zuständig für das Bindegewebe. Der Mineralstoff sichert die Elastizität der Bänder, Gewebe, Gefäße und Muskeln. Außerdem ist er unentbehrlich für die schützenden Hüllen wie die Haut, den Zahnschmelz und die Knochen. Durch Calcium fluoratum Nr. 1 wird Hornstoff gebunden. Angewendet wird er bei Schwielen, Hornhautbildung, rissiger Haut auf Lippen, Händen und Füßen, Überbeinen, Plattfüßen, Krampfadern, Hämorrhoiden, übermäßig biegsamen und splitternden Fingernägeln, einknickenden Knöcheln, Bänderdehnung (Schlottergelenke, Gebärmuttersenkung), Karies und lockeren Zähnen.

Mögliche Zusammenhänge mit charakterlichen Strukturen

Auf der psychischen Ebene weist der Mineralstoff auf die Abgrenzung hin. Parallel zur Elastizität des Körpers hängt Calcium fluoratum Nr. 1 auf der psychischen Ebene mit einer größeren Flexibilität zusammen. Der Mineralstoff kann helfen, den eigenen Standpunkt in Abgrenzung zu anerzogenen Einstellungen zu entdecken, ermöglicht bei festgefahrenen Strukturen auch den Blick auf Alternativen und eröffnet die Möglichkeit, nicht mehr zeitgemäße Einstellungen aufzugeben und die Persönlichkeit weiterzuentwickeln. Calcium fluoratum Nr. 1 unterstützt in allen Phasen, in denen Abschied genommen werden muss, ob von Menschen, Einstellungen oder Plänen, indem es dabei hilft, den Mut zu stärken und den Wert des Selbstwertes spürbarer zu machen. Dadurch wird der Mensch unabhängiger von der Meinung anderer. Es geht in diesem Zusammenhang auch um das Schlussmachen- und Nein-sagen-Können.

Calcium phosphoricum Nr. 2

Aufgaben und Anwendungsbereiche

Dieser Mineralstoff ist das wichtigste Mittel zum Knochenaufbau. Er bildet das Zahnbein, ist außerdem für die Blutbildung, den Eiweiß- und Zellaufbau zuständig. Calcium phosphoricum Nr. 2 wird vom Organismus zur Neutralisation von Säuren eingesetzt. Es ist also ein bedeutender Basenpuffer und außerdem ein wichtiges Mittel für die Regeneration nach Krankheiten mit hohem Blutverlust. In der Biochemie nach Dr. Schüßler wird ausdrücklich zwischen Blut- und Eisenmangel unterschieden.

Seine Anwendungsgebiete sind Blutarmut, Osteoporose, Knochenbrüche, Schlafstörungen, Muskelkrämpfe, Taubheitskribbeln, Wetterempfindlichkeit, Schweißausbrüche, bellender Husten (vor allem bei Kindern), zu schneller Pulsschlag, Nervosität, Überanstrengungskopfschmerz und Wachstumsschmerzen.

Mögliche Zusammenhänge mit charakterlichen Strukturen

Calcium phosphoricum Nr. 2 steht mit dem Vertrauen in die eigene Existenz in Zusammenhang und mit dem Abbau der Angst vor Gefährdung, auch vor Veränderungen. Auf diese Weise kann eine übermäßige Spannung in der Muskulatur abgebaut werden. So wie der Mineralstoff im Körper für die festen, Halt gebenden Strukturen zuständig ist, so weist er auch auf die Möglichkeiten hin, sich auf der psychischen Ebene zu stabilisieren. Calcium phosphoricum Nr. 2 ist wichtig, wenn weitreichende Veränderungen anstehen wie Umzug, Berufswechsel, Familiengründung, Scheidung oder wenn die Kinder aus dem Haus gehen. Die innere Stabilisierung sorgt dafür, dass diese Veränderungen lockerer, auch körperlich gelockerter, angegangen werden können. Die Veränderungen betreffen vor allem auch das eigene persönliche Leben, wie beispielsweise die Menopause.

Ferrum phosphoricum Nr. 3

Aufgaben und Anwendungsbereiche

Ferrum phosphoricum Nr. 3 bindet den Sauerstoff in den roten Blutkörperchen und ist für die Transportqualität des Blutes zuständig. Er ist auch für den Energiehaushalt von großer Bedeutung. Vorbeugend genommen stärkt der Mineralstoff ganz besonders das Immunfeld.

Das Mittel der Wahl ist Ferrum phosphoricum Nr. 3 bei allen akuten Gesundheitsstörungen, Entzündungen, Verletzungen, leichtem Fieber (bis 38,8 °C), Ohrenschmerzen, Mittelohrentzündung, Rauschen im Ohr, klopfenden und pochenden Schmerzen, klopfende Kopfschmerzen, mangelnde Konzentrations-

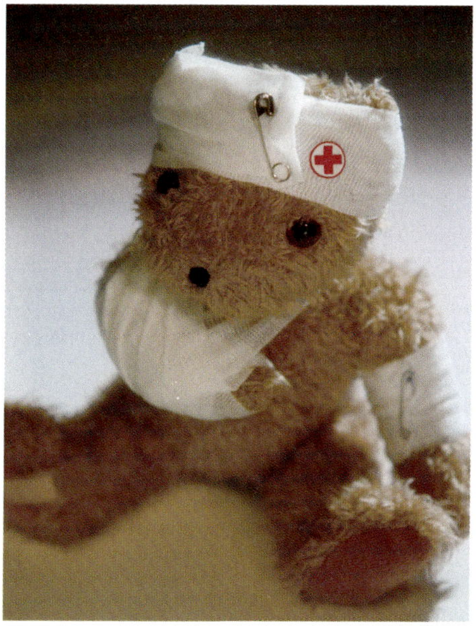

▲ Ferrum phosphoricum Nr. 3 ist das Mittel der Wahl bei Verletzungen.

fähigkeit und Sonnenunverträglichkeit. Ferrum phosporicum Nr. 3 wird als Erste Hilfe bei Verletzungen eingesetzt und bekämpft vor allem die Schmerzen. Beginnende entzündliche Prozesse und frische Wunden, aber auch Kinderkrankheiten im Anfangsstadium werden günstig beeinflusst.

Mögliche Zusammenhänge mit charakterlichen Strukturen

Das Thema von Ferrum phosphoricum Nr. 3 ist die Auseinandersetzung mit der Welt und infolge davon die Reibung. Die Reibung entsteht oft durch nichtige Anlässe, wenn die eigenen Vorstellungen und die der Mitmenschen nicht übereinstimmen. Das können so banale Dinge sein wie offene Zahnpastatuben, wenn etwas auf dem Wohnzimmertisch liegt, was dort nicht hingehört, der Sohn oder die Tochter noch immer nicht mit den Hausaufgaben begonnen haben oder ein Kollege langsam arbeitet. Eine Reibung mit der inneren Welt liegt vor, wenn (die nach innen genommenen) Erwartungen, Vorstellungen und Ideale mehr fordern, als erbracht werden kann. Wer sich übermäßig reibt, verbraucht viel Ferrum phosphoricum Nr. 3. In diesem Sinne ist ein starker Mangel an diesem Mineralstoff die Aufforderung nach mehr Lockerheit im Leben. Besonders wichtig ist Ferrum phosphoricum Nr. 3 in Zeiten, in denen viele verschiedene Erwartungen gleichzeitig erfüllt werden sollen – im Beruf, in der Familie, im Ehrenamt oder Hobby –, der Mensch sich wie zwischen Mühlsteinen zerrieben fühlt. Dann wird Abgrenzung wichtig.

Kalium chloratum Nr. 4

Aufgaben und Anwendungsbereiche

Kalium chloratum Nr. 4 bindet und bildet den Faserstoff, der einen wesentlichen Bestandteil des gesamten Bindegewebes darstellt. Bei einem Mangel leidet die Fließfähigkeit des Blutes, weil es durch den frei werdenden Faserstoff verdickt wird. Er ist auch der Drüsenbetriebsstoff.

Kalium chloratum Nr. 4 wird eingesetzt bei Schwerhörigkeit, Neigung zu Übergewicht, Drüsenschwellungen, schleimigem Husten, Couperose (Äderchen im Gesicht), Hautgrieß, Besenreisern und zur Bindung von chemischen Giften (Impfung). Außerdem ist der Mineralstoff das Mittel der Wahl, wenn die Gefahr besteht, dass eine Erkrankung sich festsetzt und möglicherweise chronisch wird.

Hinweis

Elektromagnetische Felder (Elektrosmog) verursachen einen großen Mangel an diesem Mineralstoff.

Mögliche Zusammenhänge mit charakterlichen Strukturen

Ein starker Kalium-chloratum-Mangel kann auf ein unangemessenes Gefühlsleben hinweisen. Dabei geht es darum, angemessen mit Gefühlen umzugehen, sie weder zu unterdrücken, noch sich von ihnen beherrschen zu lassen. Wichtig ist der Mineralstoff deshalb vor allem für Männer, die aufgrund ihrer soziologischen Prägung meinen, keine Gefühle zulassen zu dürfen. Wenn sie keinen oder nur einen geringen Mangel an Kalium chloratum Nr. 4 zeigen, so nur deshalb, weil sie Gefühle kaum zulassen und leben und deshalb dieser Betriebsstoff nicht verbraucht wird. Frauen, die immer nur dann Anerkennung finden, wenn sie sich gefühlvoll geben – ob als brave Tochter, liebende Ehefrau oder aufopferungsvolle Mutter –, oder gar ihre Gefühle besonders betonen (exaltiert), verbrauchen besonders viel von diesem Mineralstoff. Beides, ein geringer oder ein zu starker Mangel, ist ein Hinweis darauf, mit der Gefühlswelt besser beziehungsweise angemessener umzugehen.

Kalium phosphoricum Nr. 5

Aufgaben und Anwendungsbereiche

Kalium phosphoricum Nr. 5 baut in Verbindung mit Natrium chloratum Nr. 8 neues Gewebe auf und ist das Antiseptikum unter den Mineralstoffen nach Dr. Schüßler, weil es belastende Stoffe unschädlich machen kann. Der Mineralstoff kommt in allen Gehirn- und Nervenzellen, im Blut und in den Muskeln vor und ist ein unentbehrlicher Energieträger. Er bindet im Körper das Lecithin.

Angewendet wird er bei Mutlosigkeit, Zaghaftigkeit, Platzangst, Erschöpfung, Weinerlichkeit (aus Erschöpfung), Mundgeruch (der weder durch mangelnde Zahnhygiene entsteht, noch vom Magen herrührt!), Zahnfleischbluten, Zahnfleischschwund, hohem Fieber (über 38,5 °C) und während der Genesung zur Regeneration. Kalium phosphoricum Nr. 5 ist das Mittel der Wahl bei allen Erschöpfungszuständen, sowohl körperlicher wie auch seelischer Natur.

Mögliche Zusammenhänge mit charakterlichen Strukturen

Kalium phosphoricum Nr. 5 ist der Mineralstoff für Leistung, die Power. Wer sich auspowert, braucht diesen Mineralstoff, sollte sich aber auch Gedanken darüber machen, wie sein Leistungsanspruch zurückgeschraubt werden kann. Kalium phosphoricum Nr. 5 hilft mit, in schwierigen Phasen die Psyche zu stabilisieren, und wirkt am besten zusammen mit Ferrum phosporicum Nr. 3. Gerade idealistische Menschen mit hohen Ansprüchen an sich selbst und sehr verantwortungsbewusste Personen, die meinen, auch für das Glück anderer verantwortlich zu sein, benötigen viel von diesem Mineralstoff. Sie sollten aber auch nicht vergessen, die eigenen Ansprüche auf ein realistisches Maß zu reduzieren und so Körper und Seele nicht mehr abzuverlangen, als möglich ist. Besonders in Zeiten, wenn alles grau und eintönig erscheint, kann der Mineralstoff dazu beitragen, sich wieder zu erholen und die eigenen Möglichkeiten besser einzuschätzen. Eine Kombination mit Adler Ortho Nr. 5 Kapseln wäre dann zu empfehlen (Lecithin!).

Hinweis

Eine zeitweilige Niedergeschlagenheit darf nicht mit einer Depression verwechselt werden, die dringend ärztliche Behandlung erfordert.

Kalium sulfuricum Nr. 6

Aufgaben und Anwendungsbereiche

Dieser Mineralstoff ist neben Ferrum phosphoricum Nr. 3 unentbehrlich für die Sauerstoffübertragung und Zellerneuerung. Kalium sulfuricum Nr. 6 sorgt dafür, dass der Sauerstoff durch die Zellwand in das Innere der Zelle gelangen kann. Außerdem ist es ein wichtiger Betriebsstoff für die Bauchspeicheldrüse. Kalium sulfuricum Nr. 6 reguliert die Pigmentierung (Bräunung) der Haut und bildet in Verbindung mit Melanin, Calcium fluoratum Nr. 1 und Hornstoff die oberste Hautschicht. Der Mineralstoff leitet Schadstoffe aus den Zellen und muss unbedingt mit Natrium sulfuricum Nr. 10 kombiniert werden, damit keine belastenden Schadstofffluten ausgelöst werden.

Der Mineralstoff wird überall dort eingesetzt, wo der Stoffwechsel behindert oder träge geworden ist, beispielsweise bei Lufthunger, Klaustrophobie (Angst vor engen Räumen wegen „Luft"mangels), Schuppen auf der Haut, Hautkrankheiten, Feuchtigkeitsunverträglichkeit, Asthma, Pigmentflecken, Muttermal, Muskelkater, Schuppenflechte, Neurodermitis, Darmpilz, Völlegefühl nach dem Essen, Übelkeit durch Aufregung und Schuppen auf klebrigem Untergrund. Zusammen mit Zincum chloratum Nr. 21 hilft er bei Diabetes Typ I.

Mögliche Zusammenhänge mit charakterlichen Strukturen

Dieser Mineralstoff ist eine wichtige Hilfe, die Befreiung aus Zwängen anzugehen. Diese können in inneren Zwängen oder in von außen herangetragenen Anforderungen bestehen. Innere Zwänge entstehen dann, wenn jemand hohe Anforderungen an sich selbst stellt oder scheinbar allgemeingültige Normen, ohne sie zu hinterfragen, erfüllt. Oft sind zwanghafte Menschen ärgerlich oder wütend. Bei genauerer Betrachtung zeigt sich häufig, dass sich jemand ärgert, weil ein anderer die Vorstellungen oder Forderungen, die der Betroffene von sich selbst verlangt, nicht erfüllt. Der andere ist nicht bereit, sich den gleichen Zwängen zu unterwerfen. Kalium sulfuricum Nr. 6 kann dabei helfen herauszufinden, ob Ärger gerechtfertigt ist oder ob es nicht besser ist, die eigenen Zwänge zu hinterfragen.

Magnesium phosphoricum Nr. 7

Aufgaben und Anwendungsbereiche

Dieser Mineralstoff ist für den Aufbau der Knochen mitverantwortlich. Magnesium phosphoricum Nr. 7 steuert das vegetative Nervensystem und hat daher Einfluss auf die Tätigkeit von Herz, Nerven, Kreislauf, Drüsen, Verdauungsorganen und Stoffwechsel. Es beeinflusst indirekt auch den Grundumsatz. Dieser Mineralstoff ist für den Aufbau der Knochen mitverantwortlich.

Magnesium phosphoricum Nr. 7 wird eingesetzt bei unwillkürlichen Verkrampfungen (Bauchkrämpfe, Koliken, Regelkrämpfe, Migräne im Anfangsstadium), Kloßgefühl im Hals, Schlafstörungen, Blähungen, Lampenfieber und Schokoladenhunger. Bei allen plötzlich auftretenden, einschießenden, bohrenden und krampfartigen Schmerzen ist Magnesium phosphoricum Nr. 7 angezeigt.

Tipp

Magnesium phosphoricum wirkt besonders gut als „heiße Sieben". Dabei werden sieben bis zehn Tabletten dieses Mineralstoffes in heißem Wasser, das kurze Zeit gekocht wurde, aufgelöst und in kleinen Schlucken eingenommen.

Mögliche Zusammenhänge mit charakterlichen Strukturen

Da Magnesium phosphoricum Nr. 7 für das vegetative Nervensystem wichtig ist, hat es direkten Einfluss auf die Nerven. Besonders bei inneren Anspannungen kann die Einnahme des Mineralstoffs lockern, den Schlaf fördern und für ausgeruhte Leistungsfähigkeit am Tag sorgen. Die inneren Spannungen, die dieser Mineralstoff lockern kann, entstehen vor allem durch eigene Erwartungen und Forderungen oder die anderer Menschen. Merkt jemand, dass er die Anforderungen, seien sie nun im Beruf oder in der Familie, nicht erfüllen kann oder den Erwartungen eines anderen nicht entspricht, hat dies Auswirkungen auf das vegetative Nervensystem. Das kann sich auch in körperlichen Anzeichen wie Bauchkrämpfen oder Schlaflosigkeit äußern. Auch wenn jemand seine Gefühle unterdrückt und sich ständig zusammennimmt, spannt er sich an. Magnesium phosphoricum Nr. 7 ist ein wichtiger Mineralstoff bei starker körperlicher und seelischer Belastung. Er hilft, Anspannungen zu lockern und die Angst vor Beschämung, Blamage oder Geringschätzung zu mildern.

Natrium chloratum Nr. 8

Aufgaben und Anwendungsbereiche

Natrium chloratum Nr. 8 führt zu einer vermehrten Bildung der roten Blutkörperchen und bindet den Schleimstoff (Mucin). Es ist damit für den Aufbau aller Schleimhäute zuständig. Es reguliert den Wärme- und Flüssigkeitshaushalt; bildet außerdem das Knorpelgewebe und die Gelenkschmiere und ist für alle Körperteile zuständig, die nicht durchblutet werden. Der Mineralstoff wirkt entgiftend und ist der wichtigste Betriebsstoff für die Nieren.

Natrium chloratum Nr. 8 ist das Hauptmittel bei Allergien, wässrigem Schnupfen, Nebenhöhlenproblemen, Kälteempfindlichkeit, Bandscheiben- und Knorpelschäden, Brandverletzungen, Blasen- und Nierenentzündung, Knacken in den Gelenken, tränenden Augen, Schlundbrennen (Brennen die Speiseröhre herauf), Geruchs- und Geschmacksverlust und Bluthochdruck (nicht auf die ärztliche Begleitung verzichten!).

Mögliche Zusammenhänge mit charakterlichen Strukturen

„In den Fluss des Lebens kommen" lautet das Motto dieses Mineralstoffs. Ein großer Mangel an Natrium chloratum Nr. 8 und die damit einhergehenden Betriebsstörungen sind unter Umständen die Aufforderung, von eingefahrenen Lebensmodellen und allzu liebgewonnenen Gewohnheiten Abschied zu nehmen. Es geht darum, wieder mit Neugier und unvoreingenommen auf neue Menschen und Situationen zuzugehen. Menschen, die meinen, anderen jeden Wunsch von den Augen ablesen zu müssen, und genau zu wissen glauben, was ihnen guttut, scheitern in diesen Bemühungen oft. Sie erfüllen nicht Erwartungen, die der andere hat, sondern die, die der Betreffende ihnen unterstellt. Der Weg führt von Spekulationen und Unterstellungen weg. Das Augenmerk und die Bemühungen liegen dann dort, sich mehr auf sich selbst zu konzentrieren und von einem gefestigten eigenen Standpunkt aus in eine offenen Kommunikation mit anderen zu treten und Fragen zu stellen.

Natrium phosphoricum Nr. 9

Aufgaben und Anwendungsbereiche

Dieses Salz fördert die Harnsäureausscheidung über die Nieren und reguliert alle Säuren im Körper sowie den Fettstoffwechsel. Ein Mangel führt zu einer Übersäuerung.

Natrium phosphoricum Nr. 9 ist das Generalmittel für fast alle Erkrankungen, die dem rheumatischen Formenkreis zugeordnet oder zu den Übersäuerungskrankheiten gezählt werden. Eingesetzt wird der Mineralstoff bei schwachem Immunsystem, schlecht heilenden Wunden, Sodbrennen (brennt im Magen unten), saurem Aufstoßen, Fettsucht, Hautunreinheiten, Akne, geschwollenen Lymphknoten, fettenden oder trockenen Haaren, fettiger oder trockener Haut, chronischer Müdigkeit, Heißhunger auf Süßigkeiten und Mehlspeisen, Windeldermatitis und Cellulite (Orangenhaut).

Mögliche Zusammenhänge mit charakterlichen Strukturen

Nicht nur der Körper kann sauer sein. Man spricht auch von Menschen, die „sauer" sind, verärgert über etwas, das nicht nach ihren Wünschen gelaufen ist, sie zu wenig beachtet oder ihre Anstrengungen nicht gewürdigt wurden. Leidet jemand an einer psychischen „Übersäuerung", muss er den inneren Druck, mit dem er mit aller Gewalt seine Vorstellungen durchdrücken will, lockern. Der psychische Druck entsteht dadurch, dass jemand krampfhaft an einem vorgefertigten Bild vom „richtigen" Leben/Lieben/Erziehen/Arbeiten und so weiter festhält. Teilen andere seine Einstellung nicht, ist er enttäuscht und versucht oft umso krampfhafter, die Richtigkeit seiner Einstellung zu beweisen. Manchmal geschieht das mit großem Druck, ganz nach dem Motto: „Und bist du nicht willig, brauch' ich Gewalt." All dies kostet viel Kraft und Energie, führt letztlich aber nur zu noch mehr Enttäuschungen. Die innere Arbeit, bei der die zwingende Fesselung an Strukturen gelockert wird, kann dabei helfen, mehr Gelassenheit zu gewinnen. Das Leben wird dann nicht nur zweckgerichtet betrachtet, sondern kann auch Spaß zulassen.

Natrium sulfuricum Nr. 10

Aufgaben und Anwendungsbereiche

Natrium sulfuricum Nr. 10 ermöglicht die Ausscheidung von Flüssigkeiten, in denen Schadstoffe gelöst sind. Damit ist der Mineralstoff das Mittel für die Entschlackung und die Ausscheidung von belastenden Stoffen. Außerdem ist er der Hauptbetriebsstoff für Leber und Galle. Er reguliert auch den Zuckerhaushalt.

Angewendet wird der Mineralstoff bei Verschlackung (stinkende Winde), Durchfall, beginnender Grippe, geschwollenen Augen und Tränensäcken, Vergiftungskopfschmerz, Reißen und Ziehen in den Gelenken, hohen Blutzuckerwerten, geschwollenen oder offenen Beinen, Druck im Ohr, Warzen, Juckreiz, Fieberblasen und Herpes.

Mögliche Zusammenhänge mit charakterlichen Strukturen

Die Welt von Natrium sulfuricum Nr. 10 ist der Bereich der starken Gefühle. Viele Menschen empfinden starke Gefühle als gefährlich und befürchten, die Kontrolle zu verlieren. Deshalb werden starke Gefühle unterdrückt. Wie nicht ausgeschiedene Giftstoffe den Körper verschlacken, bewirken unterdrückte Gefühle einen inneren Druck. Dabei soll hier nicht dem Ausleben jeder Gefühlsregung das Wort geredet werden. Es geht vielmehr um den angemessenen Umgang mit starken Gefühlen. Sie zu erleben und sie auszuleben sind zweierlei Dinge. Wenn starke Gefühle der Ablehnung entstehen, ja sogar Hass, weil sich jemand anders verhält, als man es erwartet und wie man glaubt, dass es zu sein hat, dann sollten die eigenen engen Vorstellungen vom Leben in Frage gestellt werden. Es gibt viele Formen des Lebens und die sollte man auch gelten lassen. Es ist harte Arbeit, sich innerlich zu lockern, aber es lohnt sich. Und es entlastet den Körper, vor allem die Leber.

Silicea Nr. 11

Aufgaben und Anwendungsbereiche

Die Kieselsäure ist hauptverantwortlich für die Struktur des Bindegewebes. Ein Mangel führt zur Brüchigkeit oder zum Schwund des Gewebes, was vor allem an Haut, Haaren und Nägeln zu erkennen ist. Auch ist Silicea für die Bindehaut des Auges zuständig. Es reguliert außerdem die Leitfähigkeit der Nervenbahnen. Der Organismus neutralisiert und bindet mithilfe von Silicea Nr. 11 Säure. Bei einer Säurebelastung besteht deshalb ein hoher Bedarf an diesem Mineralstoff. Damit keine belastenden Säurefluten ausgelöst werden, sollte die Einnahme von Silicea Nr. 11 und Natrium phosphoricum Nr. 9 kombiniert werden.

Silicea Nr. 11 wird eingesetzt bei Bindegewebsschwäche, Vorbeugung von Schwangerschaftsstreifen, Licht- und Geräuschempfindlichkeit, gespaltenen Haarspitzen, sich in Schichten auflösenden Nägeln, Ischiasschmerzen und verschlossenen Eiterungen (zusammen mit Natrium phosphoricum Nr. 9 und Calcium Sulfuricum Nr. 12). Für eine gute Heilung eines Knochenbruchs ist eine ausreichende Versorgung mit Silicea Nr. 11 notwendig.

Mögliche Zusammenhänge mit charakterlichen Strukturen

Die Nerven stellen nicht nur die Verbindung zwischen Gehirn, Organen und Körperteilen her, sie befähigen den Menschen auch, mit seiner Umgebung in Beziehung zu treten. Deshalb sind die Beziehungen das Grundthema dieses Mineralstoffs. Vor allem bei Menschen, die sehr harmoniebedürftig sind und sich für alles zuständig fühlen, weist ein Mangel an Silicea Nr. 11 darauf hin, die eigenen Fähigkeiten und Möglichkeiten, aber auch die eigenen Grenzen zu erkennen. Das Leben darf sich nicht darin erschöpfen, mit allen zur Verfügung stehenden Mitteln Brüche in Beziehungen zu verhindern. Viel zu viel Selbstverleugnung ist die Folge. In den Wandlungen des Lebens ist es wichtig zu wissen, was man selbst leisten kann, und sich vor Überforderungen zu schützen. Beziehungen können nur glücken, wenn jeder zu seinen eigenen Wünschen, Bedürfnissen und Vorstellungen steht und ein lebendiger Austausch stattfindet. Vor allem vielen Frauen fällt es schwer, eigene Bedürfnisse zu äußern aus Furcht, Beziehungen könnten in die Brüche gehen. Doch die stete Anpassung an den Partner, die Kinder, Freunde oder Arbeitskollegen, die ununterbrochene Verleugnung des eigenen Lebens, führt zu der großen Enttäuschung, sein eigenes Leben nicht gelebt zu haben.

Calcium sulfuricum Nr. 12

Aufgaben und Anwendungsbereiche

Dieser Mineralstoff, der hauptsächlich in Leber, Galle und den Muskeln vorkommt, wirkt schleimlösend und ausscheidungsfördernd. Er fördert die Durchlässigkeit des Gewebes und bringt dadurch im Bindegewebe gestaute Säure und Schadstoffe in Fluss. Deshalb sollte Calcium sulfuricum Nr. 12 immer mit Natrium phosphoricum Nr. 9 und Natrium sulfuricum Nr. 10 kombiniert werden.

Anwendungsgebiete sind Stockschnupfen, eitrige Mandel- und Halsentzündung, chronische Bronchitis, eitrige Mittelohrentzündung, Zahnfleischentzündung, Abszess, Eiterfistel, Rheuma, Gicht sowie akute und chronische geschlossene und offene Eiterungen und Schock.

Mögliche Zusammenhänge mit charakterlichen Strukturen

Ein großer Mangel an Calcium sulfuricum Nr. 12 weist darauf hin, dass zwischen der Außenwelt und der Innenwelt eines Menschen eine Blockade besteht. Es fehlt der freie Fluss des Austausches zwischen Welt und Person. Der Mineralstoff, der Brücken baut, ist wichtig für die Kommunikation. Weder soll der Mensch sich ganz in sich zurückziehen, sich abkapseln, noch vollkommen offen für alle Einflüsse von außen sein. Mithilfe dieses Mineralstoffes ist es möglich, den eigenen Erfahrungshintergrund immer wieder auf neue Möglichkeiten hin zu überprüfen. Neue Anregungen werden nicht in Ablehnung des bisherigen Verhaltens und der bisherigen Vorstellungen kritiklos übernommen, sondern wohlwollend geprüft. Die Auseinandersetzung hilft dabei, sowohl das eigene Leben in die Hand zu nehmen als auch dem anderen wohlwollend zu begegnen.

Die Erweiterungsmittel

Die Nummern 13 bis 27 sind Ergänzungsstoffe, die in der Biochemie nach Dr. Schüßler eingesetzt werden. Dr. Schüßler konnte diese Mittel aufgrund der damals noch nicht so weit fortgeschrittenen Analysemethoden nicht feststellen.

Nr.	Name	Hauptanwendungsgebiet
13	Kalium arsenicosum	Hautprobleme, Schwächezustände, Abmagerung, deutlich betonte Augäpfel, Ruhelosigkeit
14	Kalium bromatum	unterstützt Haut und Nervensystem, Nervosität, Schlafstörungen
15	Kalium iodatum	Schilddrüsenerkrankungen, Druck am Hals, ständiges Räuspern
16	Lithium chloratum	gichtisch-rheumatische Erkrankungen, schwere nervliche Belastungen
17	Manganum sulfuricum	fördert die Aufnahme von Eisen im Körper, Knorpelbildung
18	Calcium sulfuratum	Schwermetallausscheidung, Erschöpfungszustände mit Gewichtsverlust
19	Cuprum arsenicosum	kolikartige Schmerzen, Nierenleiden, reguliert den Eisenhaushalt
20	Kalium-Aluminium sulfuricum	Blähungskoliken, belastetes Nervensystem, Schwermetallausscheidung

Nr.	Name	Hauptanwendungsgebiet
21	Zincum chloratum	belasteter Stoffwechsel, Menstruationsbeschwerden, Nervenkrankheiten, Diabetes, Hautveränderung, Haarausfall, weiße Flecken an Zähnen oder Nägeln
22	Calcium carbonicum	Erschöpfungszustände, frühzeitiges Altern, Schlupflider, Selbstüberforderung
23	Natrium bicarbonicum	fördert die Schlackenausscheidung, Übersäuerung, saures Aufstoßen, Sodbrennen, sauer riechender Stuhl
24	Arsenum iodatum	nässende Ekzeme, jugendliche Akne, Lungenerkrankungen
25	Aurum chloratum natronatum	unspezifische Frauenleiden, Endometriose, Polypen, Zysten, Myome, Vorstufen von Gebärmutterhalskrebs, Hormonschwankungen, Menstruationsbeschwerden, Stimmungsschwankungen, prämenstruelles Syndrom
26	Selenium	Entgiftung der Leber, wirkt als antioxidativer Schutz
27	Kalium bichromicum	Diabetes, hoher Cholesterinspiegel

Mineralstoffmängel – Zeichen eines lebendigen Lebens

Das Leben verbraucht Betriebsstoffe. Dadurch können auch Mineralstoffmängel entstehen. Wichtig ist nicht das Vermeiden von Mineralstoffverlusten, sondern das Auffüllen der Mineralstoffspeicher.

Jeder hat seine ganz eigenen Mängel

Einleitend erläutert eine kurze Übersicht mögliche Hintergründe für die Entstehung von Mängeln.

- Viele Mängel entstehen schon während der Schwangerschaft, denn wovon die Mutter nicht viel hat, kann sie dem Kind nicht viel geben. Deshalb finden sich schon Mängel bei Neugeborenen.
- Die Ernährung spielt eine wichtige Rolle. Durch die Umweltbelastung gibt es keine tatsächlich vollwertigen Lebensmittel mehr. Außerdem ist die Nahrung industriell verändert. Denaturierung, Isolierung, Konservierung und Düngung reduzieren den Gehalt an Mineralstoffen.
- Die energetischen Belastungen etwa durch Elektrosmog, Spiegel oder Erdstrahlen haben drastisch zugenommen.
- Durch die wachsende Menge von Giftstoffen in Umwelt und Nahrung ist der Organismus außerordentlich belastet.
- Durch die Vergiftung der „seelischen" Umwelt durch die Massenmedien, in denen Gewalt und Verbrechen vorherrschen, wird auch die körperliche Ebene sehr belastet.

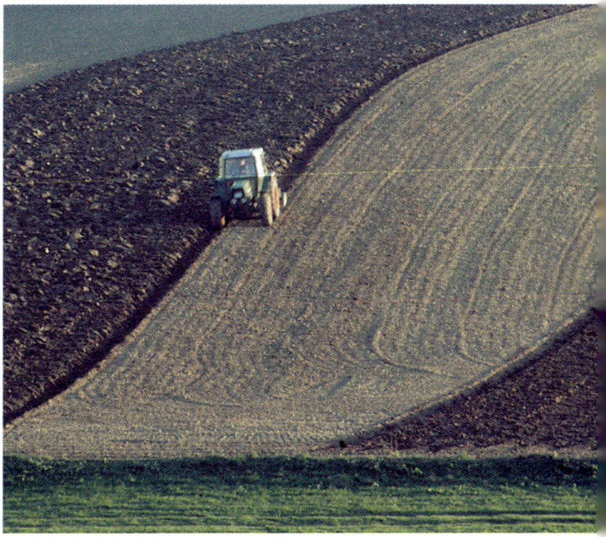

▲ Durch die moderne Landwirtschaft enthalten viele Lebensmittel nicht mehr genügend Vitalstoffe.

- Der Stress des modernen Lebens verlangt ein hohes Maß an Energie und körperlicher Leistungsfähigkeit. Zu wenig Ruhe und Entspannung, Dauerstress und ein fehlender Rhythmus im Leben verbrauchen viele Mineralstoffe.
- Auch die Psyche des Menschen verbraucht Mineralstoffe. Übertriebene Ansprüche an sich selbst, Angst, negatives Denken und starke seelische Probleme schwächen das Immunsystem.
- Für das hohe Alter, das viele Menschen heute erreichen, müssen die Mineralstoffvorräte viel länger reichen als früher.

Hinweise auf einen großen Bedarf an einem bestimmten Mineralstoff können Vorlieben bei Nahrungsmitteln sein:

Verlangen nach oder Ablehnung von	Mineralstoff
Ketchup, Geräuchertem , Senf, Essig	Calcium phosphoricum Nr. 2
Milch, Milchprodukten	Calcium phosphoricum Nr. 2
Kaffee, schwarzem Tee, gebratener Leber	Ferrum phosphoricum Nr. 3
Nüssen, Nussschokolade	Kalium phosphoricum Nr. 5
dunkler Schokolade (Bitterschokolade)	Magnesium phosphoricum Nr. 7
salzigen Speisen	Natrium chloratum Nr. 8
sauren Speisen	Natrium phosphoricum Nr. 9
Süßigkeiten, Mehlspeisen	Natrium phosphoricum Nr. 9
Leberpastete	Ferrum phosphoricum Nr. 3 und Natrium phosphoricum Nr. 9

Auch wenn jemand die Mineralstoffe nach Dr. Schüßler über Jahre eingenommen hat, zeigen sich immer wieder Mängel in den Speichern, welche durch die Antlitzanalyse festgestellt werden können. Das Leben kostet eben Betriebsstoffe, vor allem, wenn jemand ein intensives Leben führt.

Hinweis

Wer ein intensives Leben führt, verbraucht immer Mineralstoffe. Sie sollten deshalb rechtzeitig wieder aufgefüllt werden, damit keine Hypotheken geschaffen werden, die später eingelöst werden müssen.

Es geht also im Leben nicht darum, alle Mängel aufzufüllen und dann keine mehr erleiden zu müssen. Die Lebensweisheit besteht in einer klugen Balance zwischen Einsatz im Leben und einer notwendigen Distanzierung. Es geht um einen maßvollen Einsatz im Leben. Es wäre falsch zu behaupten, wer „richtig" lebe, hätte keine Mängel mehr.

Wie wirken sich die Mineralstoffe nach Dr. Schüßler aus?

Ebenso wie die Ursachen für Mineralstoffmängel sehr vielseitig sind, zeigt sich auch die Einnahme der Mineralstoffe nach Dr. Schüßler in vielen verschiedenen Auswirkungen sowohl auf körperlicher wie auch auf psychischer Ebene. Von den positiven Auswirkungen, die Anwender der Mineralstoffe nach Dr. Schüßler machen, höre ich häufig in meiner Beratungspraxis. Die meisten fühlen sich wesentlich besser, seit sie die Mineralstoffe nehmen, sind ausgeglichener, stabiler und halten Belastungen besser aus. Viele haben mir auch berichtet, dass sie optimistischer geworden sind und sich von Schwierigkeiten nicht mehr so schnell unterkriegen lassen. Und wenn doch einmal eine Krankheit oder andere Belastung auftritt, sind sie viel schneller wieder auf den Beinen. Eine schöne Zusammenfassung der Wirkung der Schüßler-Mineralstoffe hat für mich eine Anwenderin gegeben. Sie hat es so zusammengefasst: „Komme, was da wolle, ich werd's schon meistern."

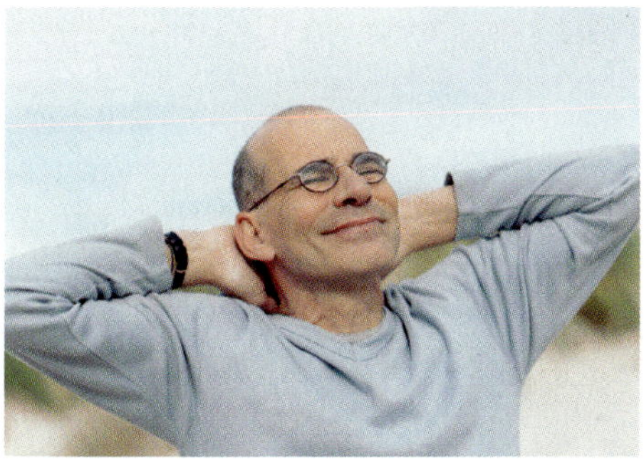

▲ Sich einfach nur wohlfühlen – dazu verhelfen die Mineralstoffe nach Dr. Schüßler.

Es ist kein Wunder, dass sich eine gute körperliche Befindlichkeit auf das Gefühlsleben auswirkt und sogar Rückwirkungen bis in den charakterlichen Bereich hat.

Hinweis

Bei der Einnahme der Schüßler-Mineralstoffe geht es nicht um Sofortheilung, sondern um Veränderungen, die es ermöglichen, die kleinen Wunder jedes Tages wieder wahrnehmen zu können.

Der Körper – ein Vorsorgewesen

Die Mineralstoffspeicher wurden auf Seite 29 schon kurz angesprochen. Sie sind für die Behandlung mit den Schüßler-Salzen sehr wichtig und sollen deshalb hier näher erläutert werden. Wir unterscheiden verschiedene Arten von Speichern im Körper:

- Der Speicher der Funktionsmittel in der Zwischenzellflüssigkeit und im Blut stellt den sogenannten Arbeitsspeicher dar. Durch ihn werden die laufend anfallenden Anforderungen an den Körper aufgefangen beziehungsweise gepuffert.
- Die Speicher für die Funktionsmittel in den Zellen sorgen für eine optimale Auffüllung der Zelle mit Mineralstoffen über den Betriebsbedarf hinaus. Sie stellen den Langzeitspeicher, auch konstitutioneller Speicher genannt, dar. Langzeitspeicher sind Speicher für Moleküle, die weder für den Betrieb noch für den Aufbau von Gewebe und Strukturen benötigt werden. Doch sind die Langzeitspeicher deshalb kein Luxus, weil der Organismus ein Puffersystem aufbaut, um außergewöhnliche Belastungen abfedern zu können. Auf diesen Langzeitspeicher greift der Organismus zurück, wenn nach einer längeren Belastung der erschöpfte Arbeitsspeicher wieder aufgefüllt werden muss.

Hinweis

Der Körper legt Speicher für die Mineralstoffe an, auf die er bei Belastungen zurückgreifen kann. Werden die Speicher nicht aufgefüllt, dann kostet das Substanz.

Mineralstoffspeicher und Gesundheit stehen in einem engen Zusammenhang. Bei gefüllten Speichern herrscht ein Wohlgefühl vor, verbunden mit einer großen Spannkraft. Werden die Speicher jedoch nach Beanspruchungen nicht nur nicht mehr aufgefüllt, sondern sogar abgebaut, tritt ein Müdigkeitsgefühl auf, das sich nicht so leicht abschütteln lässt. Der Betroffene fühlt sich ausgelaugt, verbraucht, erschöpft und abgespannt.

Hinweis

Es ist wichtig, regelmäßig die Speicher der Mineralstoffe aufzufüllen.

Je geringer die Speicher gefüllt sind, umso stärker nimmt die Leistungsfähigkeit ab. Bevor allerdings alle Speicher voll ausgeschöpft sind, greift der Organismus zu Notmaßnahmen. Das zeigt sich in Betriebsstörungen, die umso häufiger und schwerer auftreten, je mehr die Speicher entleert sind. Der

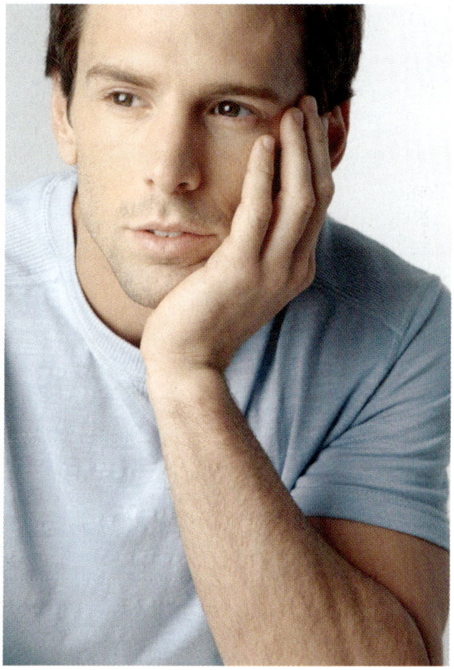

▲ Sind die Mineralstoffspeicher leer, fühlt sich der Mensch müde.

Organismus entscheidet, welche Rangordnung dem fast ausgeschöpften, entleerten Speicher und dem nurmehr mangelhaft möglichen Betrieb des Körpers zukommt. Es wird laufend eine feine Balance zwischen beiden aufrechterhalten. So ist der Organismus unter allen Umständen bemüht, sich eine Reserve zu erhalten, damit schwere Notfälle noch abgefangen werden können. Nur im äußersten Fall ist der Organismus bereit, auch seine letzten Reserven einzusetzen. Dann ist aber auch das Leben schwer gefährdet.

Hinweis

Auch wenn sich bei der Einnahme der Schüßler-Mineralstoffe zunächst keine sichtbaren Verbesserungen zeigen, arbeitet der Körper daran, wichtige Gewebestrukturen wieder aufzubauen und die Speicher zu füllen. Der Erfolg kommt unter Umständen langsam, dafür aber umso nachhaltiger.

Es gibt einen wunderbaren Text von Hermann Hesse, in dem die Wanderung durch diese Welt beschrieben ist. Wir sammeln Steinchen um Steinchen in unserem Leben, bis das Mosaik beisammen ist, das Mosaik unseres Lebens. Es ist nicht an allen Stellen gleich stark konturiert, manches ist verschwommen, vieles ganz deutlich. Aber es bleiben auch ein paar unbeschriebene leere Stellen in diesem Mosaik, da, wo wir an unserem eigenen Leben gehindert waren. Aber immer wieder haben wir dann wieder hineingefunden in das, was man als den „Fluss des Lebens" bezeichnet.

So soll dieser Text unsere Wanderung durch die Wandlungen unseres Lebens ab 35 Jahren eröffnen, auf dass es für jeden von uns eine gute Zeit wird.

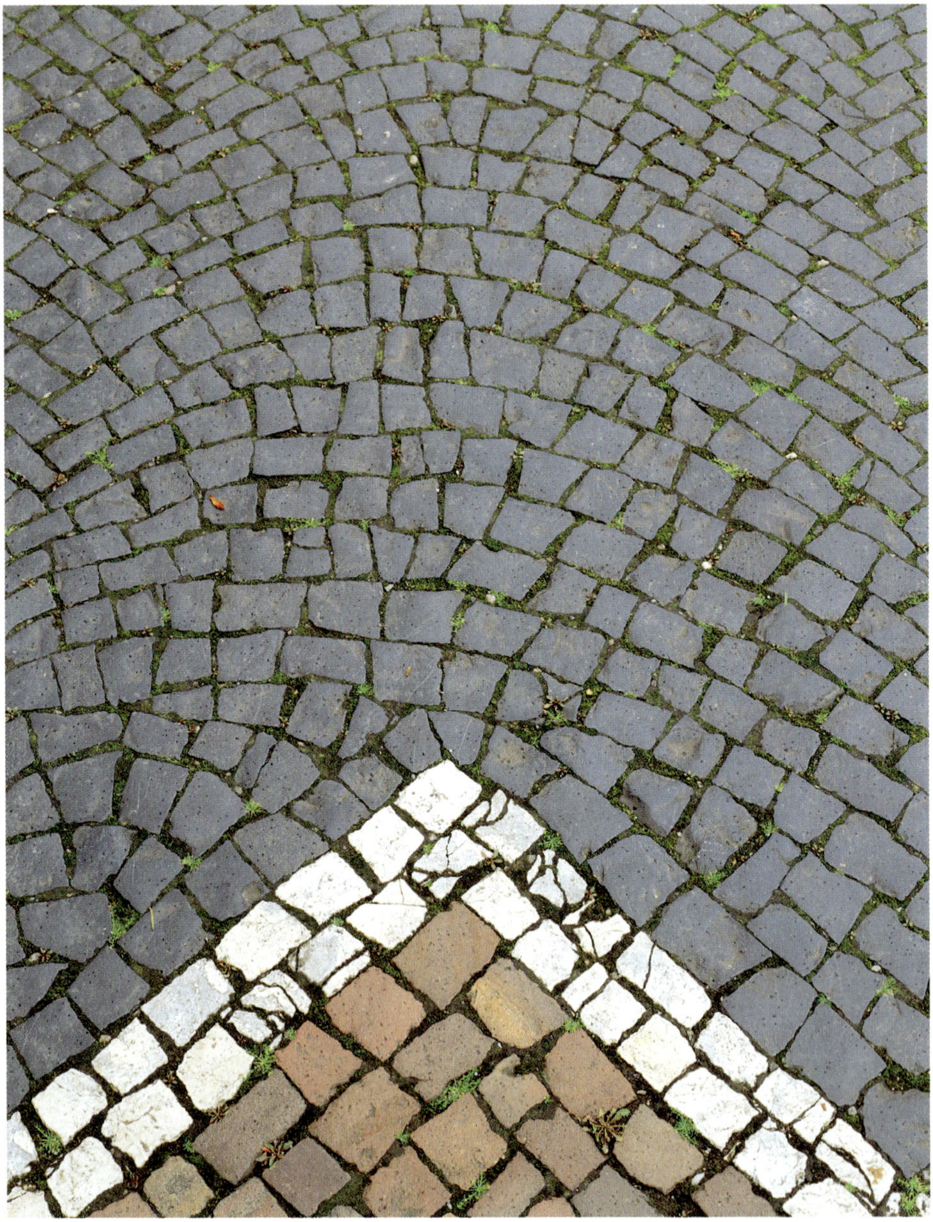

▲ Das Leben setzt sich wie ein Mosaik aus vielen einzelnen Teilen zusammen.

Stufen

Wie jede Blüte welkt und jede Jugend dem Alter weicht,
blüht jede Lebensstufe, blüht jede Weisheit auch
und jede Tugend zu ihrer Zeit
und darf nicht ewig dauern.
Es muss das Herz bei jedem Lebensrufe
bereit zum Abschied sein und Neubeginne,
um sich in Tapferkeit und ohne Trauern
in andre, neue Bindungen zu geben.
Und jedem Anfang wohnt ein Zauber inne,
der uns beschützt und der uns hilft zu leben.
Wir sollen heiter Raum um Raum durchschreiten,
an keinem wie an einer Heimat hängen.
Der Weltgeist will nicht fesseln uns und engen,
er will uns Stuf' um Stufe heben, weiten.
Kaum sind wir heimisch einem Lebenskreise
und traulich eingewohnt,
so droht Erschlaffen.
Nur wer bereit zu Aufbruch ist und Reise,
mag lähmender Gewöhnung sich entraffen.
Es wird vielleicht auch noch die Todesstunde
uns neuen Räumen jung entgegen senden.
Des Lebens Ruf an uns wird niemals enden …
Wohlan denn Herz,
nimm Abschied
und gesunde!

Hermann Hesse

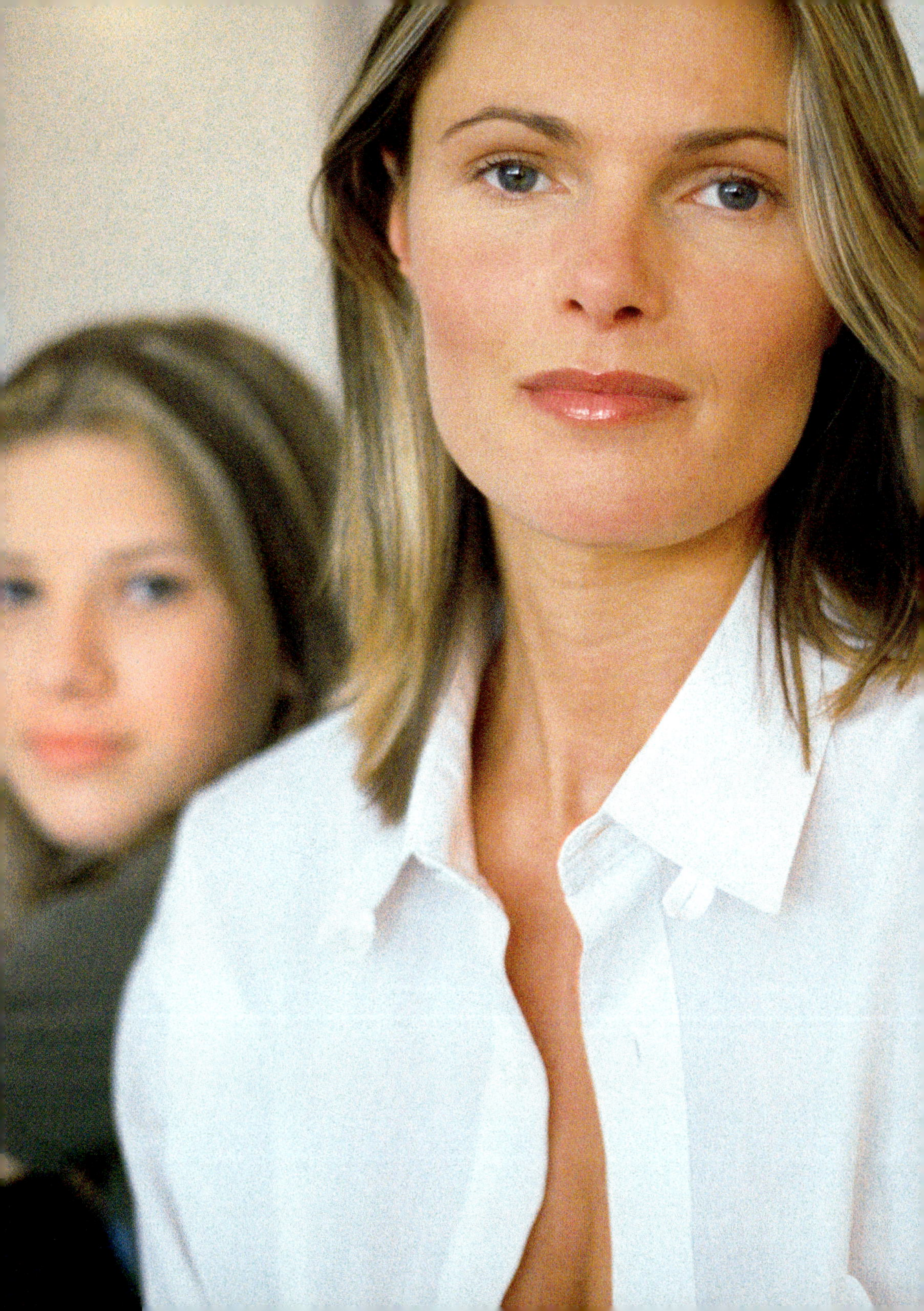

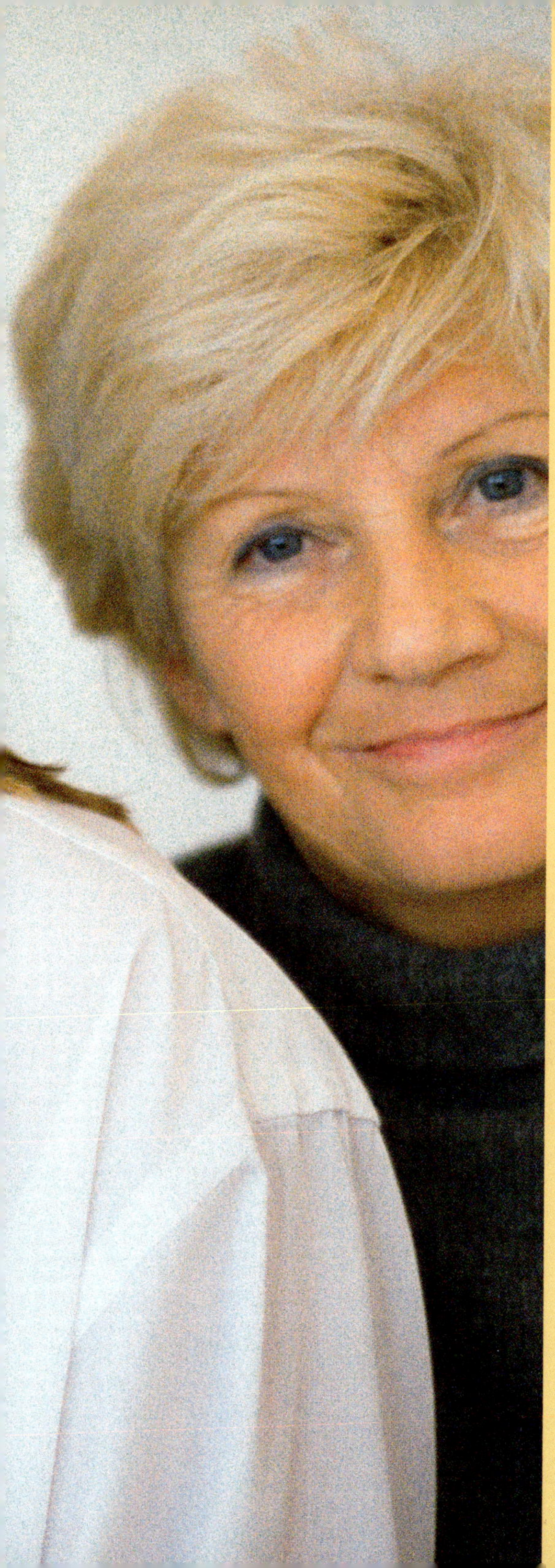

Stark in den Phasen des Lebens

Das Leben heute ist ständigen Wandlungen unterworfen, die uns viel abverlangen. In diesem Kapitel erfahren Sie, wie die Schüßler-Salze dabei helfen, den unterschiedlichen Anforderungen der verschiedenen Lebensalter mit Energie und Vitalität entgegenzutreten, und wie die richtige Lebenseinstellung dabei hilft, Krisen zu meistern.

Zeit des Umbruchs (35 bis 45 Jahre)

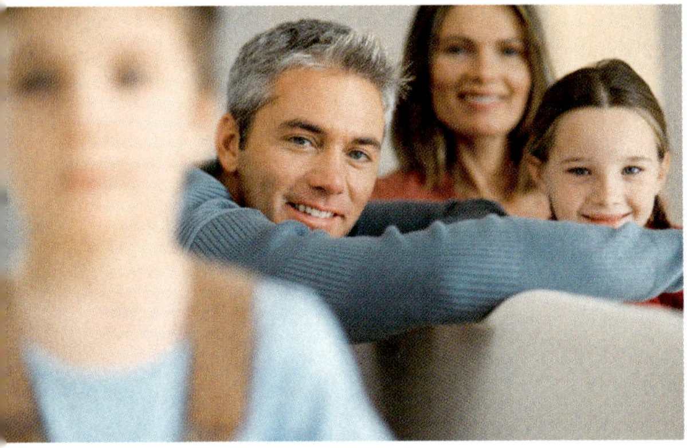

Diese Jahre sind wahrscheinlich die intensivsten des ganzen Lebens. Gerade in dieser Phase stehen wichtige Entscheidungen an, die das ganze kommende Leben bestimmen. Für Frauen mehr als für Männer.

◀ Die Familie ist für viele immer noch einer der wichtigsten Werte im Leben.

Leben im Turbotempo

Ist die Lebenssituation der heute 35- bis 45-Jährigen auch sehr unterschiedlich, eines ist bei fast allen gleich: In diesen wenigen Jahren ballen sich wie in keiner Phase vorher oder nachher berufliche und private Verpflichtungen zusammen. Zeit für sich selbst, auch zum Nachdenken über die eigenen Wünsche und Pläne, bleibt oft nur wenig.

In dieser Zeit werden die Weichen für die weitere berufliche Karriere gestellt, auch die Familienplanung geht in die entscheidende Phase. Die oft zitierte biologische Uhr tickt. Will ich noch oder überhaupt ein Kind? Manche Beziehung ist in der Krise. Die Zahl der Alleinerziehenden steigt und auch die der, nicht immer freiwilligen, Singles.

Hinweis

Gerade in Zeiten des Umbruchs ist die Unterstützung durch die Schüßler-Salze besonders wertvoll. Sie erhalten nicht nur den Körper gesund und leistungsfähig, sondern verhelfen indirekt zu einem stabilen Gefühls- und Gemütsleben und stärken damit auch die Psyche.

Besonders Frauen sehen sich in dieser Zeit häufig Mehrfachbelastungen gegenüber, die nicht selten mehr Kraft kosten, als vorhanden ist. Was früher die drei „Ks" waren (Kinder, Küche, Kirche), hat sich heute in vielen Fällen in „KKB" (Kinder, Küche, Beruf) gewandelt. Trotz aller Fortschritte der Emanzipation bleibt immer noch ein großer Teil an Belastungen, an körperlicher Arbeit, aber auch an Verantwortung im familiären Bereich an der Frau hängen. Die Power-Mischung kann dann eine große Hilfe sein, denn sie enthält die Mineralstoffe, die den Körper stärken, wodurch auch die Psyche stabilisiert wird.

Mineralstoff	Aufgabenbereich	Stückzahl/Tag
Ferrum phosphoricum Nr. 3	aktiviert den Stoffwechsel, stärkt das Immunsystem	10–20
Kalium phosphoricum Nr. 5	spendet Energie, regeneriert Körper und Geist	10–20
Natrium chloratum Nr. 8	unterstützt die Regeneration	10–20

Zusätzlich zu dieser Mischung sollte täglich eine ausreichende Dosis Lecithin eingenommen werden. Lecithin ist nicht nur, zusammen mit Kalium phosphoricum Nr. 5, wichtig für den Aufbau der Nervensubstanz, sondern alle Zellwände sind auf diese hochwertige Fettsubstanz angewiesen. Empfehlenswert sind zusätzlich zur Power-Mischung die Adler Ortho Nr. 5-Kapseln. Sie enthalten nicht nur das wichtige Lecithin, sondern auch den überaus wirkungsvollen Vitamin-B-Komplex, darüber hinaus essenzielle Fettsäuren und andere wichtige Nährstoffe.

Wer bin ich?

Ein Gesichtspunkt allerdings, der mit zunehmendem Alter immer mehr in den Blickpunkt gerät, das ist der des Misslingens oder Gelingens des eigenen Lebens. Das wird erfahren in allen körperlichen und seelischen Leistungen, in unseren menschlichen Beziehungen und in unseren beruflichen Unternehmungen. Für den nach innen schauenden Menschen stellt sich der gesamte Prozess als kontinuierliche Entwicklung beziehungsweise Entfaltung dar, die sich allmählich zu einem alles übergreifenden Mosaik zusammenschließt, sozusagen ein Ge-

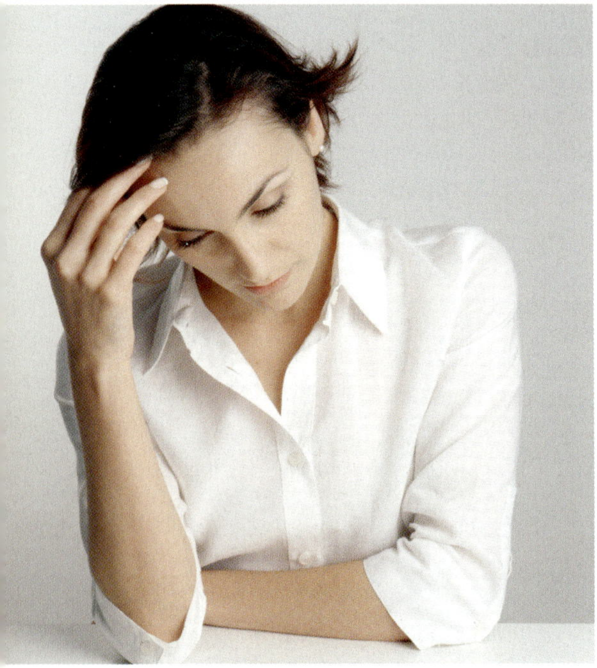

▲ Was will ich wirklich?

samtbild des Lebens mit verschieden intensiv ausgearbeiteten Zonen. Es gibt dann noch immer nichtbearbeitete Themen und Bereiche, die rufen.

Das insgesamt vor dem inneren Auge sich bildende Zwischenergebnis bildet eine treibende, motivierende Rückkopplung für weitere Unternehmungen. Wenn ein Mensch glaubt, etwas verpasst zu haben, und dann besonders intensiv versucht, das Versäumte nachzuholen, sprechen wir von Torschlusspanik. Da das Leben begrenzt ist, wird gespürt, wenn man etwas verpasst hat.

Hinweis

Einseitige Anstrengungen, Versäumtes nachzuholen, lassen den Menschen nicht im Leben sein, im Leben, das jetzt stattfindet.

Manchmal ist es besser, zur Kenntnis zu nehmen, dass manches Defizit bestehen bleibt. Vielleicht ist gerade ein solches Erlebnis genug Motivation, die heraufziehende Zeit und ihre Möglichkeiten intensiver und konsequenter zu leben.

Bin ich ich selbst oder Abbild der Vorstellungen anderer?

In der Zeit des Umbruchs, in der viele Strukturen, ja vielleicht das ganze Leben in Frage gestellt wird, gibt es eine immer wiederkehrende Frage: die nach der Selbstbestimmtheit des Lebens. Oder anders ausgedrückt: Wie sehr bin ich letztlich fremdbestimmt, ohne es zu wissen, weil sich anerzogene Strukturen in so tiefen Schichten meines Selbst eingenistet haben, dass andere Möglichkeiten überhaupt nicht in mein Blickfeld rücken?

Festgefügte Strukturen haben die Kraft, das Leben eines Menschen regelrecht einzuschränken. Sie nehmen die Ursprünglichkeit, den Humor, aber vor allem die Lebendigkeit. Aus diesem Grund ist es von großem Wert, sich selbst auf die Schliche zu kommen. Dabei wird es notwendig sein, so manchen inneren und vielleicht auch äußeren Tyrannen von seinem Thron zu stürzen. Das Hauptproblem besteht nämlich darin, dass wir glauben, gerade die Strukturen, an die wir so gekettet sind, seien die wertvollsten. Da brauchen wir schon sehr lebendige Partner als Gegenüber, die uns Hinweise geben, wo wir eng sind, vielleicht gar fanatisch.

Es gibt eine Bankrotterklärung solchen einengenden Strukturen gegenüber. Dann bekommen wir zu hören: „Ich bin nun mal eben so" und „Niemand kann aus seiner Haut heraus". Obwohl das alles nicht stimmt, denn oftmals erleben wir, dass Menschen nach einer schweren Krise tatsächlich „ganz andere" geworden sind. Es geht aber auch ohne solche Krisen, wenn wir uns auf intensive Weise ganz lebendig mit unserem Selbst beziehungsweise unserem Charakter auseinandersetzen, mit unserem „Wie-sein". Gerade wenn ein großer Mangel an Ferrum phosphoricum Nr. 3 sichtbar wird (siehe Seite 35), ist der Rückschluss möglich, dass eine starke innere Auseinandersetzung stattfindet. Stehen Auseinandersetzungen mit festgefahrenen Charakterstrukturen an, sollten über einen längeren Zeitraum 20 bis 30 Tabletten dieses Mineralstoffs täglich eingenommen werden.

Seinen eigenen Wert entdecken

Bei Frauen wie bei Männern gibt es das Grundthema, anderen gefallen zu wollen. Während das sich beim weiblichen Geschlecht oft in der Betonung von Äußerlichkeiten wie schicker Kleidung oder jugendlichem Aussehen äußert, sollte man bei Männern wohl eher das Wort imponieren gebrauchen. „Mein Haus", „mein Auto" und so weiter werden zur Bestätigung des eigenen Wertes benützt.

Männer sind oft genug auch Meister in der Verdrängung von Gefühlen, eine Eigenschaft, die in letzter Zeit auch auf die Frauenwelt übergreift, denn „Cool-

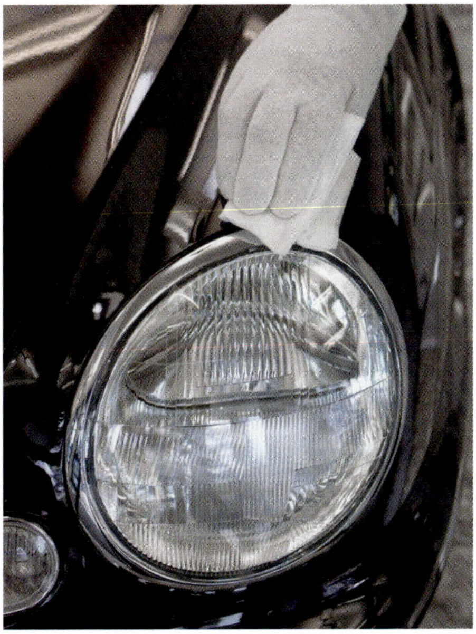

▲ Luxus ist schön, doch längst nicht alles.

sein" ist in. Allerdings zahlen die Männer einen hohen Preis für die Unterdrückung des Ausdruckes ihres ureigensten Lebens, nämlich der Gefühle. So waren in Österreich im Jahre 2002 von 1750 Selbstmördern 250 Frauen, alle anderen Männer! Ist das nicht ein erschütterndes Zeugnis von der Unfähigkeit der Männer, mit ernsthaften existenziellen Krisen umzugehen? Noch sind es auch Männer, die wesentlich öfter einen Herzinfarkt erleiden als Frauen. Nicht umsonst wird das Herz als Sitz der Gefühle beschrieben. Und es sind immerhin immer noch mehr Männer, die sich mit Alkohol betäuben, damit das Innenleben ruhig bleibt und nicht „unvernünftigerweise" rebelliert.

Hinweis

Das Selbst bekommt erst dann einen eigenen Wert als Selbstwert, wenn es vom Grund der Person her getragen wird, dem Grundwert. Es geht um das eigene Leben, um die Eigenständigkeit, die nicht mehr auf die Wertzuschreibung von außen angewiesen ist.

Doch in den Zeiten des Umbruchs klopft die Person von innen. Nicht gefragt ist die mühsam erworbene Selbstsicherheit, die beim geringsten Kratzer, vielleicht als Kritik geäußert, in nichts zusammenzufällt, sondern die Verankerung in einem tiefen Grund. Jetzt wird es Zeit, dass man Boden unter den Füßen bekommt. Von diesem Grund her erfährt das Leben eine ungeahnte Stabilität.

Zeit der Selbstfindung

Aber was die Selbstfindung in diesem Zeitabschnitt betrifft, kommt vor allem auf die Frauen eine Entwicklung zu, die wir als Auflösung fixer Bilder für ein jeweiliges Lebensalter beschreiben. Es gibt keine typische 40-Jährige, keinen typischen 40-Jährigen mehr. Frauen werden in diesem Alter Oma, bekommen Kinder, sind ledig, auf Partnersuche, wollen keine Kinder mehr ... Männer stellen sich auf ihre Karriere ein, auf ihr Vergnügen, oder sie sind schon beim Hinauswachsen aus der Familie, beim Hinauswachsen der Kinder oder ihrer selbst. Auch wenn sich die Geschlechter in vielem angeglichen haben, steht bei Männern immer noch mehr die Welt des Berufes im Vordergrund und bei Frauen immer noch mehr die Familie.

In vielen Bereichen, in beruflichen wie in privaten, gibt es keine festen Rollenzuweisungen mehr. Das lässt auf der einen Seite mehr Spielraum für den Einzelnen zu. Andererseits muss aber auch eine aktive Auseinandersetzung mit den Rollen erfolgen, die wiederum Kraft kostet. Wusste man früher, wie eine „richtige" Mutter, ein „richtiger" Vater, Arzt

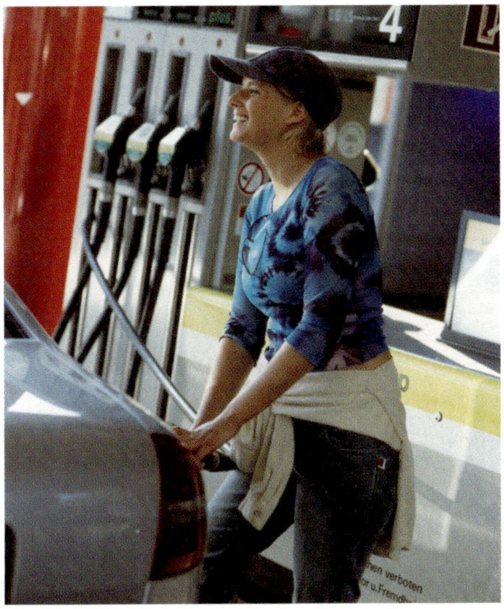

oder Pfarrer zu sein hatte, haben diese, aus fixen Formulierungen abgeleiteten Vorstellungen in der heutigen Zeit keine oder kaum noch Gültigkeit. Besonders im Alter um die 40 werden überkommene Rollenbilder in Frage gestellt. Das Leben ist dabei zu eng, man bekommt keine Luft zum Atmen. Immer stärker wird das Empfinden, dass das Leben an einem vorbeigeht, ohne dass man dabei gefragt wird, was denn für einen selbst überhaupt dran ist.

◀ Frauen in sogenannten Männerberufen gibt es immer mehr.

Beziehungen verändern sich

Manche Beziehung ist in die Jahre gekommen. Was sich in stürmischer Jugend verbunden hat und sich nun in gegenseitigen Verstrickungen wiederfindet, wird in Frage gestellt. Führen die Wege auseinander, wird oft an Scheidung gedacht und sie auch vollzogen. Viele Ehen gehen aber auch noch nach 20 oder 30 Jahren auseinander; das war früher seltener. Das zeigt sicher Probleme der Selbstfindung auf, die nicht bewältigt wurden.

Meist sind es heute die Frauen, die die Frage nach dem Verbleib in der Partnerschaft oder einer Trennung stellen. Neben der Angst vor dem Alleinsein sind es oft die Kinder, die eine Entscheidung schwermachen. Es gibt immer mehr Scheidungswaisen. Sie fühlen sich verlassen, im Stich gelassen. Viele „Rosenkriege“ werden auf ihrem Rücken ausgetragen. Auch für Kinder können die Mineralstoffe nach Dr. Schüßler eine große Hilfe sein, schwierige Situationen zu bewältigen. Hinweise dazu liefert unser Buch „Schüßler-Salze für Ihr Kind“ (siehe Literaturverzeichnis, Seite 159).

Auch die Verarmung von geschiedenen Müttern und Alleinerziehenden mit ihren Kindern greift dramatisch um sich. Ein anderer Aspekt ist die Isolation, in der sich viele allein Erziehende und

Hausfrauen fühlen. Die notwendige Präsenz zu Hause macht es oft schwer, soziale Kontakte zu erhalten oder neue zu knüpfen. Hier ist ein Mittelweg gefragt, der möglichst allen gerecht wird. Dafür ist es oftmals auch notwendig, von überhöhten Idealen Abschied zu nehmen.

Auch der Wiedereinstieg in den Beruf kann eine Partnerschaft belasten. Er bedeutet auch ein Stück wiedergewonnener Unabhängigkeit. Das wird von manchem Mann schlecht verkraftet, so dass es zu Spannungen und Auseinandersetzungen kommt.

Dann gibt es noch diejenigen, die sich mit voller Kraft auf ihre Karriere konzentriert haben und nie richtig in eine Beziehung einsteigen konnten. Möglicherweise reihen sich Kurzzeitbeziehungen aneinander, eine langfristige Bindung hat nicht stattgefunden. Die Trennung erfolgte oft schon am Anfang, wenn sich die Verschiedenheiten in der Auffassung des Zusammenlebens als unüberwindbare Kluft auftaten. Dann lässt man es eben ganz und das Alleinsein wird als eine Möglichkeit, Unabhängigkeit zu leben, interpretiert. Vielleicht sind das die Hintergründe, warum in unserer Zeit so viele Menschen als Single leben.

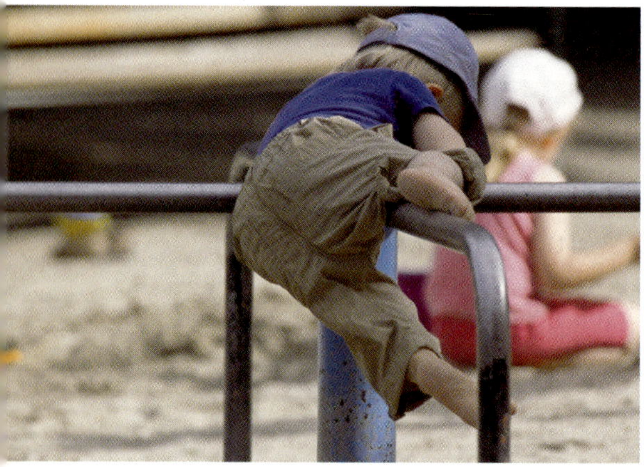

▲ Kinder bringen Freude ins Leben, kosten aber auch viel Kraft.

Hinweis

Frauen wollen sich mit ihrem Leben intensiv auseinandersetzen, auch mit ihren Blockaden, vor allem mit jenen, die die Beziehung belasten, wenn nicht gar zerstören.

Um die 40 beginnt die Zeit, in der oft die (seelischen) Kleider abgelegt werden, die in der Kindheit übergestreift wurden. Häufig sind sie mit dem Partner verstrickt und es ist eine gemeinsame Aufgabe, sich mit diesen auseinanderzusetzen. Wenn sich beide damit beschäftigen, bedeutet das nicht nur eine Verlebendigung der bestehenden Beziehung, sondern auch eine tief greifende Stabilisierung. Sie wird auf eine neue Basis gestellt.

Ist die Beschäftigung mit den blockierenden Strukturen nur einseitig, dann wird sich der lebendige Teil in der Beziehung zwangsläufig von seinem Partner entfernen und entfremden. Die Zeit schwerer Krisen, körperlicher wie psychischer, bricht an. Ein hoher emotionaler Aufwand ist die Folge. Er erschöpft und kostet enorm viel Energie. Häufig gehen dann die Wege der beiden auseinander. Denn der eine will das gewohnte „Spiel" weiter spielen, der andere möchte neue, lebendige Wege beschreiten, hin auf dem Weg der gegenseitigen Befreiung, die leider nur einseitig sein wird. Da zur Zeit eher die Männer nicht bereit sind, sich mit ihrem Leben im Sinne einer notwendigen Veränderung der Gestaltung ihrer Beziehung und ihres Lebens auseinanderzusetzen, führen meist Frauen die Trennung herbei.

Hinweis

In jedem Alter bietet sich die Gelegenheit, aus eingefahrenen Gleisen auszusteigen und neue Möglichkeiten im Leben zu entdecken.

„Können wir denn nicht ein ‚normales' Leben führen?", wird oft gefragt. „Eines in dem Alltagstrott, der keine Lebendigkeit zulässt?," müsste dann die Gegenfrage lauten. Oftmals reagiert das Umfeld alles andere als begeistert und ermutigend. Veränderungen werden einfach als verrückt, unmöglich, als Spinnerei abgetan. Dann kostet es viel Kraft und Durchhaltevermögen, seinen Standpunkt einzuhalten, nicht verbohrt, sondern als den eigenen entdeckten Weg. Besonders die Mineralstoffe, die auf der seelischen Ebene das Ich stärken, sind zu empfehlen. Dazu gehören Calcium fluoratum Nr. 1, Calcium phosphoricum Nr. 2, Kalium chloratum Nr. 4, Kalium chloratum Nr. 5, Natrium chloratum Nr. 8, Silicea Nr. 11 und Calcium sulfuricum Nr. 12. Die Mineralstoffe können einzeln oder gemischt über den Tag verteilt eingenommen werden. Nehmen Sie davon so viele, wie Ihnen guttun. Bei längerer Anwendung muss Natrium sulfuricum Nr. 9 dazugenommen werden.

Bei Männern können sich die ersten Vorboten der so genannten Midlifecrisis melden. Zeichen eines gelebten Lebens, vor allem auf der körperlichen Ebene, die der Mann an sich selbst nicht gerne feststellt, werden umso mehr an der Partnerin registriert. Die Blicke wandern zu anderen, jüngeren Frauen, an denen er seinen eigenen Alterungserscheinungen nicht begegnen muss.

In den Zeiten starker Beanspruchung ist es möglich, dass auch die Potenz leidet. Unterstützend können Ferrum phosphoricum Nr. 3, Kalium phosphoricum Nr. 5, Magnesium phosphoricum Nr. 7, Natrium chloratum Nr. 8 und Zincum chloratum Nr. 21 helfen. Von jedem Mineralstoff sollten jeweils 20 Stück pro Tag, von Kalium phosphoricum Nr. 5 40 Stück, eingenommen werden.

Die Karriere wird aufgebaut

War es bis vor wenigen Jahrzehnten noch so, dass Frauen nach der Hochzeit oder spätestens der Geburt des ersten Kindes ihren Beruf aufgaben und die meisten den Rest ihres Lebens ganz dem Haushalt und der Familie widmeten, so sind solche Frauen heute in der Minderheit. Wie die Männer haben auch Frauen oft eine gute – und oft auch lange – Ausbildung. Heute übersteigt die Zahl der Studentinnen in vielen Fächern die der Studenten. So steigen viele erst mit Mitte 20 oder noch später in das Berufsleben ein. Dann drängt sich alles zusammen: Die berufliche Karriere verlangt ganzen Einsatz und für Frauen stellt sich in der Zeit zwischen 35 und 45 letztmalig die Frage: Doch noch ein Kind, oder kein Kind? ... oder „nur" ein Kind? Nach Jahren der Selbstbehauptung und schwierigen Stellungskämpfen im von der Männerwelt beherrschten Dschungel von Eitelkeiten, Machtkämpfen und Kräftespielen, in den steilen Hierarchien der Betriebe und Institutionen soll das alles nun aufgegeben werden für ein Kind? Die Vereinbarkeit von Karriere und Kind beziehungsweise Familie bleibt meistens in den Versprechungen der politischen Parteien vor einem Wahlkampf stecken. Das betrifft vor allem Österreich und Deutschland, wo die Frau noch immer mit dem Bild der perfekten Hausfrau und Mutter verfolgt wird.

Kind oder Karriere?

Die Frage: „Karriere oder Familie?" kann niemandem abgenommen werden. Die Entscheidung, vor allem von Frauen, ist unbedingt zu achten. Leider herrschen oft noch Vorurteile. Kinderlose Frauen werden als egoistische Karrierefrauen dargestellt, berufstätige Mütter als Rabenmütter oder Hausfrauen als dumme Heimchen am Herd.

Während sich der Mann um die 40 in seinem Beruf so richtig etablieren kann, müssen sich viele Mütter um ihren Wiedereinstieg Sorgen machen, wenn sie für eine bestimmte Zeit aus dem Berufsleben ausgeschieden sind. Dies gilt besonders für die Frauen, die nach der Mutterschutzzeit aus ihrem Beruf aussteigen und jahrelang bei ihren Kindern bleiben. Sie nehmen in Kauf, nicht mehr in ihren Beruf zurückkehren zu können.

Die Chancen, wieder an den ehemaligen Arbeitsplatz zurückkehren zu können, ist wegen der gesetzlichen Mutterschutzregelung für die Frauen, die die Mutterschutzfristen in Anspruch nehmen, dagegen sehr gut. Doch in unserer allzu kurzlebigen Zeit kann es auch nach einer nur kurzen beruflichen Unterbrechung notwendig sein, neues Wissen zu erwerben, sich auf den neuesten Stand im Beruf zu bringen. Das ist unter Umständen mit Schwierigkeiten verbunden.

In dieser Zeit ist die Unterstützung seitens der Familie ungemein wichtig, denn das Zeitmanagement, Kind, Ehe und Beruf unter einen Hut zu bringen, verlangt einiges an Kraft von der jungen Mutter. Aber auch sie will sich über ihr Kind freuen.

Die Power-Mischung (siehe Seite 55) ist hier genau das Richtige, allerdings vermehrt um 20 bis 30 Tabletten Magnesium phosphoricum Nr. 7 pro Tag. Dieser Mineralstoff ist der Stressschutzstoff und stärkt außerdem die Muskeln.

Hinweis

Mütter, die wieder eine Berufstätigkeit aufnehmen, geraten häufig in Mehrfachbelastungen und brauchen dringend Unterstützung, auch durch die Mineralstoffe nach Dr. Schüßler.

Bei der Berufsaufnahme nach einer längeren Pause und vor allem, wenn mehrere Kinder die Reserven der Frau beansprucht haben, ist eine Aufbaumischung von Vorteil. Dadurch werden möglichst viele Speicher wieder aufgebaut. Folgende Mischung hat sich bewährt:

Mineralstoff	Aufgabenbereich	Stückzahl/Tag
Calcium fluoratum Nr. 1	gibt Elastizität und Spannkraft	5
Calcium phosphoricum Nr. 2	zum Aufbau von Eiweiß, Knochen und Blut	7
Ferrum phosphoricum Nr. 3	regt Durchblutung und Stoffwechsel an	10
Kalium chloratum Nr. 4	reguliert die Drüsentätigkeit, baut Bindegewebe auf	7
Kalium phosphoricum Nr. 5	sorgt für Energie, stärkt die Nerven	10
Kalium sulfuricum Nr. 6	regt Stoffwechsel und Verdauung an	5
Magnesium phosphoricum Nr. 7	baut Stress ab, spendet Energie	20
Natrium chloratum Nr. 8	sorgt für Regeneration	10
Natrium phosphoricum Nr. 9	hilft beim Säureabbau, regt den Fettstoffwechsel an	7

(Fortsetzung nächste Seite)

Mineralstoff	Aufgabenbereich	Stückzahl/Tag
Natrium sulfuricum Nr. 10	hilft beim Abbau von Schadstoffen, regt die Verdauung an	7
Silicea Nr. 11	stärkt die Nerven und das Bindegewebe	5–10
Calcium sulfuricum Nr. 12	sorgt dafür, dass alle Körpersäfte in Fluss kommen	7
Kalium iodatum Nr. 15	unterstützt die Schilddrüse	5
Zincum chloratum Nr. 21	baut das Immunfeld auf	7
Calcium carbonicum Nr. 22	mildert Erschöpfung	10
Aurum chloratum natronatum Nr. 25	unterstützt die weiblichen Rhythmen	7

Das Leben ist erschöpfend

Durch die vielfachen Belastungen wird der Körper in einem Ausmaß belastet wie kaum je zuvor. Neben den körperliche Anstrengungen wirkt sich auch Stress im wahrsten Sinne des Wortes erschöpfend aus. Am meisten trifft es die Frauen, weil sie häufig durch Haushalt, Familie und Beruf eine Dreifachbelastung zu bewältigen haben.

Eine **vorübergehende Müdigkeit** hat, wenn alle andere Faktoren wie belastender Schlafplatz (siehe Seite 100) oder fehlender Schlaf ausgeschaltet sind, mit einem Mangel an Ferrum phosphoricum Nr. 3 zu tun. Von diesem Mineralstoff sollten dann über einige Wochen sieben bis zehn Tabletten täglich eingenommen werden.

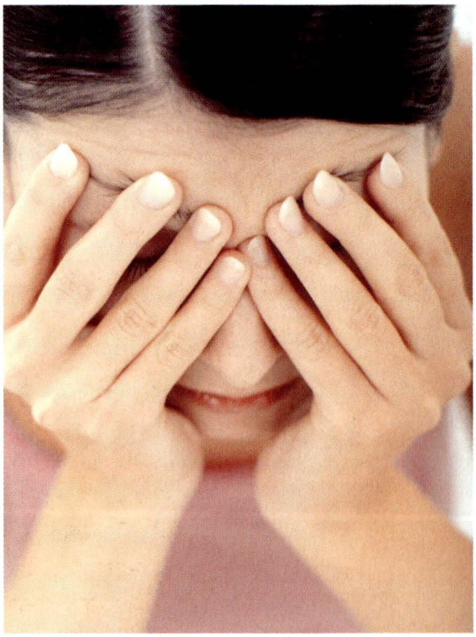

▲ Müde trotz genügend Schlaf? Dann fehlt Ferrum phosphoricum Nr. 3.

Wenn sich über längere Zeit eine **schleppende Müdigkeit** ohne weitere körperliche Symptome und trotz ausreichenden Schlafes einstellt, dann ist es höchste Zeit, an die ausgebeuteten Speicher des Körpers zu denken. In diesem Stadium reicht es, wenn man von den Mineralstoffen Nr. 1 bis Nr. 12, eventuell einzelnen Mineralstoffen der Erweiterungsmittel Nr. 13 bis Nr. 27, die durch das Entdecken der Mangelzeichen oder eine Antlitzanalyse ermittelt werden, sieben bis zehn Tabletten in ein Glas Wasser gibt und die Lösung schlückchenweise trinkt.

Hinweis

Eine schleppende Müdigkeit kann auf eine chronische Überlastung mit Freien Radikalen hindeuten, den so genannten oxidativen Stress.

In diesem Zusammenhang gibt es einige Zeichen beziehungsweise Merkmale, die aufhorchen lassen sollten:

- Alkoholintoleranz
- Nahrungsmittelunverträglichkeiten
- Allergien
- rheumatische Erkrankungen
- rasch fortschreitende Hautalterung
- das Gefühl, sich nicht mehr wohl zu fühlen, obwohl oft medizinisch kein Befund gefunden werden kann.

Freie Radikale entstehen im Körper zum Beispiel durch übermäßigen oder ungewohnten Sport, Amalgambelastung, orale Verhütungsmittel und Medikamente. Sie werden unter anderem auch beim Rauchen[3] und durch die Nahrung aufgenommen, ebenso in einer durch Smog, Schwermetalle oder UV-Strahlen belasteten Umwelt. In der Biochemie nach Dr. Schüßler besteht eine erfolgreich angewendete Antioxidantienmischung aus Ferrum phosphoricum Nr. 3, Kalium sulfuricum Nr. 6, Natrium sulfuricum Nr. 10, Manganum sulfuricum Nr. 17, Cuprum arsenicosum Nr. 19, Zincum chloratum Nr. 21 und Selenium Nr. 26. Von jedem Mineralstoff werden sieben bis zehn Stück, von Ferrum phosphoricum Nr. 3 15 bis 20, in Wasser aufgelöst und schlückchenweise eingenommen oder die Tabletten auch einzeln im Mund zergehen gelassen.

Kommt es am Tage zu bestimmten Zeiten zu einer eher überfallsartigen **Mattigkeit**, liegt das am Ansteigen von Säure im Körper. Häufig sind damit auch Heißhungerattacken verbunden, eventuell auf Süßigkeiten und Mehlspeisen. Da Natrium phosphoricum Nr. 9 der Hauptregulator für Säure ist, wird empfohlen, über einige Wochen täglich jede halbe bis ganze Stunde eine Tablette im Mund zergehen zu lassen.

Wenn jemand über seine psychischen und physischen Möglichkeiten hinaus-

3 Eine Zigarette belastet den Körper mit einer Million Freier Radikale.

geht, dann landet er in der **Erschöpfung**. Als äußere Zeichen treten häufig eine graue Gesichtsfarbe oder Mundgeruch auf. Eine längere Zeit der Erschöpfung zeigt sich in eingefallenen Schläfen. All dies sind Zeichen für einen gravierenden Mangel an Kalium phosphoricum Nr. 5. Über einige Wochen sollten täglich 10 bis 20 Stück dieses Mineralstoffs und dazu ein Lecithinpräparat (zum Beispiel Adler Ortho Nr. 5) eingenommen werden. Die Einnahme der Mineralstoffe kann allerdings nur unterstützend wirken. Wichtig ist es, Entspannungspausen einzulegen. Wird über einen längeren Zeitraum über die Leistungsgrenzen hinweggegangen, kann das zum Burn-out-Syndrom führen (siehe Seite 89).

Bei Müdigkeit und Erschöpfung kann auch folgende Mischung helfen:

Mineralstoff	Aufgabenbereich	Stückzahl/Tag
Calcium fluoratum Nr. 1	entlastet angespannte Bänder und Haltung	7–10
Ferrum phosphoricum Nr. 3	baut Freie Radikale ab, verbessert den Stoffwechsel	20
Kalium phosphoricum Nr. 5	erhöht die Leistungsfähigkeit	20–30
Natrium phosphoricum Nr. 9	baut belastende Säuren ab	10–20
Calcium carbonicum Nr. 22	schenkt Erholung bis in sehr tiefe Ebenen	7–10

Schlaflosigkeit aufgrund von Stress ist ein häufiges Phänomen. Der Betreffende kommt trotz enormer Müdigkeit nicht zur Ruhe. Am Morgen ist er erschöpft und nicht erholt. Für eine Entlastung ist folgende Mischung empfehlenswert, zu der zusätzlich ein grobstoffliches Magnesiumpräparat oder Adler Ortho Nr. 7 eingenommen werden sollte:

Mineralstoff	Aufgabenbereich	Stückzahl/Tag
Calcium phosphoricum Nr. 2	entspannt die Muskeln	20
Kalium phosphoricum Nr. 5	versorgt die angegriffenen Nerven	10
Magnesium phosphoricum Nr. 7	entspannt die Nerven	30
Kalium bromatum Nr. 14	beruhigt allgemein	10–20
Zincum chloratum Nr. 21	beruhigt die Nerven	10

Das Frühwarnsystem des Körpers

Starke Belastungen und zu wenig Erholung erschöpfen die Mineralstoffspeicher. Dies macht sich zuerst an Haaren und Nägeln bemerkbar, denn dort werden die Mineralstoffe zuerst abgebaut (siehe Seite 48). Die Mineralstoffangaben in folgender Tabelle sind Schwerpunkte der Mängel. Notwendig ist immer eine Kombination der Mineralstoffe, die nach den anderen Defiziten in den Speichern zusammenzustellen ist.

Haarcheck

Zeichen	Mineralstoff	Stückzahl/Tag
Haare wenig elastisch	Calcium fluoratum Nr. 1	10
Haare spröde (feuchtigkeitsarm)	Natrium chloratum Nr. 8	20
Haare sehr stark fettend	Natrium phosphoricum Nr. 9	20
Haare spröde (fettarm)	Natrium phosphoricum Nr. 9	20
Haarspitzen gespalten	Natrium phosphoricum Nr. 9	20
	Silicea Nr. 11	10
Haarausfall allgemein	Natrium phosphoricum Nr. 9	20
	Silicea Nr. 11	10

Zeichen	Mineralstoff	Stückzahl/Tag
Haarausfall kreisrund	Kalium phosphoricum Nr. 5	20–30 (ärztl. Untersuchung wegen eventueller schwerer gesundheitlicher Störungen!)
Haarausfall nach Krankheit oder Schwangerschaft	Ferrum phosphoricum Nr. 3	20
	Kalium phosphoricum Nr. 5	20
	Natrium chloratum Nr. 8	20
	Natrium sulfuricum Nr. 10	10

Ihr Haar verrät sehr viel über Ihr Wohlbefinden. Der Haarboden ist sehr aufnahmefähig für Stoffe von außen; deshalb sollten Sie sorgfältig darauf achten, womit Sie Ihre Haare pflegen und verschönern. Mit parfümierten Haarwaschmitteln wird jedes Mal die natürliche Barrierefunktion der Kopfhaut empfindlich gestört und Chemikalien können leichter eindringen. Auch kann infolge der Belastung mit chemischen Stoffen das Austrocknen der Kopfhaut ihre Schutzfunktion erheblich beeinträchtigen. Gerade für dieses Problem gibt es in der Biochemie nach Dr. Schüßler neben dem biochemischen Duschgel[4] die Anwendung des biochemischen Haarwassers, das Sie sich ganz leicht selber herstellen können.

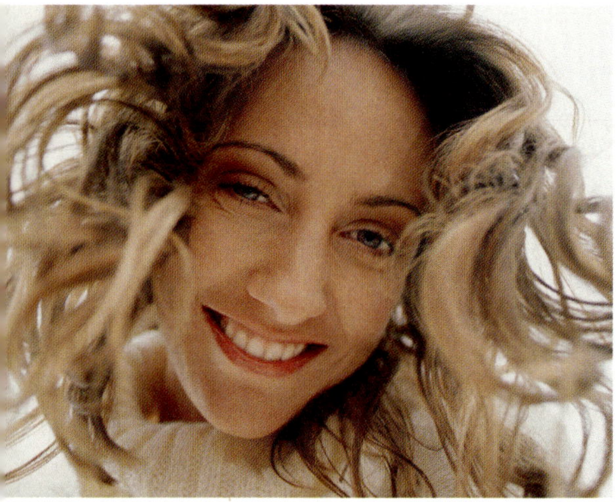

▲ An den Haaren zeigen sich Mineralstoffmängel zuerst.

Verwendet werden dafür die Mineralstoffe Calcium fluoratum Nr. 1, Kalium phosphoricum Nr. 5, Kalium sulfuricum Nr. 6, Natrium chloratum Nr. 8, Natrium

4 Dusch'n Fun der Adler Pharma

phosphoricum Nr. 9 und Silicea Nr. 11. Jeweils sieben Tabletten dieser Mineralstoffe, von Natrium chloratum Nr. 8 14 Stück, werden in circa 250 Milliliter abgekochtem und wieder abgekühltem Wasser aufgelöst. Dabei wird nicht umgerührt, das Wasser soll klar bleiben. Dieses wird vorsichtig in eine Flasche abgefüllt und der Milchzuckersatz verworfen. Mit diesem Haarwasser können Sie den Haarboden massieren oder Haarspülungen machen. Die Mineralstofflösung sollte aus hygienischen Gründen jeden dritten Tag erneuert werden.

Wenig an äußeren Veränderungen belastet Männer mehr als eine Glatze. Sie ist meistens ein Zeichen für eine Säureüberlastung. Für den Abbau von belastender Säure sollte die Ernährung umgestellt werden: weniger Eiweiß, mehr Gemüse und Obst. Die Anwendung von BaseCare[5] als Brei und das biochemische Haarwasser können ebenfalls dazu beitragen, Haarausfall zu stoppen.

Nagelcheck

Zeichen	Mineralstoff	Stückzahl/Tag
Nägel übermäßig biegsam oder splitternd wie Glas	Calcium fluoratum Nr. 1	10–20
Nägel lösen sich in Schichten auf	Silicea Nr. 11	10
	Natrium phosphoricum Nr. 9	10–20
Nägel mit Längsrillen	Silicea Nr. 11	10
	Natrium phosphoricum Nr. 9	10–20
Nagelwurzel rau und zerrissen	Calcium fluoratum Nr. 1	7
	Ferrum phosphoricum Nr. 3	10
	Kalium phosphoricum Nr. 5	10
	Natrium chloratum Nr. 8	10
	Silicea Nr. 11	10
	Natrium phosphoricum Nr. 9	10–20
Nagelwurzel entzündet	Ferrum phosphoricum Nr. 3	10

5 Das basische Bad der Adler Pharma

Für Hand und Nägel kann man auch eine fertige Kombination von hochverdünnten Mineralstoffen in Form einer Lotion anwenden.[6]

Den Kopf voll haben

Manchmal wirkt sich vielfacher Stress auch auf den Kopf aus. Migräne kann auftreten. Bei dieser schmerzhaften Gefäßverkrampfung im Gehirn sollte nicht allein die „heiße Sieben" (siehe Seite 38) angewendet werden, sondern diese in Kombination mit Calcium fluoratum Nr. 1 und Natrium sulfuricum Nr. 10. Jeweils sieben bis zehn Tabletten dieser beiden Mineralstoffe und von Magnesium phosphoricum Nr. 7 werden in heißes Wasser gegeben und die Mischung schlückchenweise getrunken. Bei beginnender Migräne ist es empfehlenswert, in Abständen von einer halben Stunde diese Mischung zu wiederholen.

Männer sind nicht krank!

Im Alter zwischen 35 und 45 erreichen Männer häufig schon den Höhepunkt ihrer Karriere und sind mit der Absicherung ihrer Position beschäftigt. In gewissen Positionen wird die Luft sehr dünn und es gehört eine gehörige Portion Geschick dazu, nicht zu straucheln. Wenn sich zeigt, dass die eingeschlagene Bahn, in welcher Hinsicht auch immer, einen ungünstigen Verlauf nimmt, muss über einen Wechsel nachgedacht werden. Das Ausscheiden aus einem Betrieb, in dem jahrelang gearbeitet wurde, oder gar aus einem Beruf, der sich als falsch gewählt herausstellt, stellt vor schwerwiegende Probleme. Oft wird viel Härte, Kränkung und Unrecht in Kauf genommen, um an die Veränderungen nicht herangehen zu müssen. Das kann krank machen.

Krankheit darf es aber für Männer in diesem Alter einfach nicht geben. Da werden ein paar Tabletten geschluckt und das Kopfweh, das Herzstechen oder die Rückenschmerzen sind wieder vorbei. Störungen werden grundsätzlich verdrängt, was aber auf Dauer Schaden anrichtet. Besser wäre es, neben der konkreten Auseinandersetzung mit dem anstehenden Problem, auch zu zu den Mineralstoffen nach Dr. Schüßler zu greifen, um die Zellen ausreichend zu versorgen.

Die vielen Spannungen lassen sich mit der „heißen Sieben" abbauen, mehrmals am Tag genommen. Und die dabei vermehrt auftretende Säure kann mit Natrium phosphoricum Nr. 9 reguliert werden, so dass das Basenpulver nicht mehr benötigt wird. Dieses ist ohnehin eine schwere Belastung für den Organismus und belastet sehr sensible und bedeutungsvolle Puffersysteme nachhaltig.

6 Hand&Nail der Adler Pharma

Nimmt der Stress überhand, helfen Calcium phosphoricum Nr. 2, Magnesium phosphoricum Nr. 7 und Natrium phosphoricum Nr. 9, von denen jeweils 20 bis 30 Stück pro Tag eingenommen werden sollten, in Verbindung mit Adler Ortho Nr. 7.

Der Körper verändert sich

Auch wenn heute das Frausein mit 40 oder 45 Jahren nicht mehr aufhört, zeigen sich doch die ersten Zeichen des Alters. Die Haut beginnt, sich in Falten zu legen, die Haare werden langsam grau, Rundungen verstärken sich, die Leistungsfähigkeit lässt nach. Männer haben, da bei ihnen, aus welchen Gründen auch immer, das Äußere häufig nicht so eine große Rolle spielt, mit ihren körperlichen Veränderungen oft weniger Probleme. Bei den Frauen ist das schon anders! Bei Frauen spielt nicht nur die Veränderung im Innern eine große Rolle, sondern vor allem auch die äußere Veränderung, die im nächsten Kapitel noch einmal eine besondere Bedeutung bekommt.

Einem von den Medien erfundenen Schönheitsideal hinterherzulaufen ist genauso falsch, wie alle Veränderungen des Körpers als gottgegeben hinzunehmen. Mit den Schüßler-Salzen lässt sich manche Veränderung aufhalten oder wieder beheben. Ursache des gefürchteten Alterns, das schon ab 30 Jahren beginnt, ist das Absterben von Zellen unter dem Einfluss von Freien Radikalen. Die Zellen können nicht mehr im gleichen Tempo regeneriert werden, wie sie absterben. Außerdem führt das Absinken der Mineralstoffspeicher zu einem Verlust der Vitalität und der jugendlichen Spritzigkeit.

Um diesem Prozess ein wenig Einhalt gebieten zu können, wird die Einnahme einer Antioxidantienmischung empfohlen. Von folgenden Mineralstoffen sollten sieben bis zehn Stück eingenommen werden: Ferrum phosphoricum Nr. 3, Kalium sulfuricum Nr. 6, Natrium sulfuricum Nr. 10, Manganum sulfuricum Nr. 17, Cuprum arsenicosum Nr. 19, Zincum chloratum Nr. 21 und Selenium Nr. 26. Man kann diese Mischung ohne Weiteres auch als „Anti-Aging"-Mischung bezeichnen, wobei die Bezeichnung „Good aging" besser wäre.

Die Haut – Spiegel von Mangelzuständen

Bei der Haut muss grundsätzlich zwischen einer trockenen, das heißt feuchtigkeitsarmen, und einer fettarmen Haut unterschieden werden. Mit zunehmendem Alter verliert die Haut Feuchtigkeit und die Fähigkeit, Fett zu speichern. Beides zusammen kann zu trockener, sich schuppender Haut und Faltenbildung führen. Einer Faltenbildung, vor allem im Gesicht, kann mit einer guten Gesichtscreme[7], in die hochverdünnte Mineralstoffe eingebaut werden, vorgebeugt werden. Generell bietet sich zum Einnehmen folgende Mischung für den Aufbau der Haut an:

Mineralstoff	Aufgabenbereich	Stückzahl/Tag
Calcium fluoratum Nr. 1	erhöht Spannung und Elastizität der Haut	10
Kalium chloratum Nr. 4	verhindert oder reduziert Couperose	10–20
Kalium sulfuricum Nr. 6	reguliert die Pigmentierung	10
Natrium chloratum Nr. 8	sorgt für Feuchtigkeit	10–20
Natrium phosphoricum Nr. 9	regt den Fettstoffwechsel der Haut an	20
Natrium sulfuricum Nr. 10	scheidet Schlackenstoffe aus	10
Silicea Nr. 11	wirkt der Faltenbildung entgegen	10

Für trockene und spröde Haut eignet sich ein Duschgel für Haut und Haare[8] zur zusätzlichen Unterstützung hervorragend. Für die feuchtigkeitsarme Haut sollte ein Körperpflegeprodukt gewählt werden, welches vor allem die feuchtigkeitsregulierende Wirkung von Natrium chloratum Nr. 8 unterstützt. Eine feuchtigkeitspendende Emulsion unterstützt die Wirkung der Mineralstoffe[9].

Bei der fettarmen Haut müssen die Inhaltsstoffe vor allem Natrium phosphoricum Nr. 9 in seiner fettregulierenden Wirkung unterstützen. Hier ist es empfehlenswert, mit den Mineralstoffen auch wertvolle Öle zuzuführen[10].

Wenn die Blutgefäße unter der Haut unter zu viel Säure leiden, entstehen Krampfadern und Hämorrhoiden. In diesem Fall werden folgende Mineralstoffe längere Zeit (über Monate) ein-

7 Gesichtscreme für anspruchsvolle Haut der Adler Pharma oder Gesichtscreme mit Jojobaöl.
8 Dusch'n Fun der Adler Pharma
9 Tendiva der Adler Pharma
10 Körperpflegecreme Regeneration der Adler Pharma

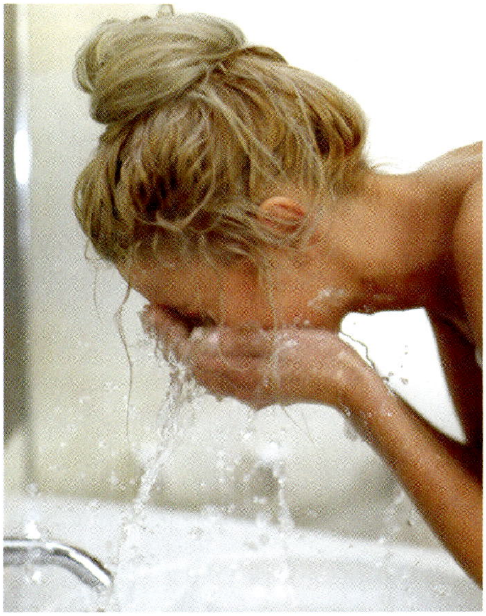

▲ Wasser allein reicht nicht. Eine Creme mit Schüßler-Mineralstoffen kann die Hautalterung verzögern.

genommen: Calcium fluoratum Nr. 1, Kalium chloratum Nr. 4, Natrium phosphoricum Nr. 9, Natrium sulfuricum Nr. 10, Silicea Nr. 11 und Calcium sulfuricum Nr. 12, jeweils sieben bis zehn Stück täglich pro Mineralstoff. Äußerlich wird eine entsprechende Kombination von Cremegelen oder eine fertige Kombination[11] angewendet.

Die ungeliebte Cellulite entsteht durch zu viel Eiweiß, verbunden mit einer Säureüberlastung. Hier wird nicht nur innerlich eine Kombination der in der Tabelle aufgeführten Mineralstoffe angewendet, sondern auch äußerlich mehrmals am Tag eine entsprechende Mineralstoffkombination in Form einer Körpercreme aufgetragen und einmassiert[12].

Mineralstoff	Aufgabenbereich	Stückzahl/Tag
Calcium fluoratum Nr. 1	erhöht die Elastizität der Gewebe	10–20
Calcium phosphoricum Nr. 2	steuert den Eiweißhaushalt	10–20
Natrium phosphoricum Nr. 9	hilft bei der Ausscheidung überschüssiger Säure	10–20
Natrium sulfuricum Nr. 10	baut Schadstoffe ab	10–20
Silicea Nr. 11	hilft beim Säureabbau, fördert die Kollagensynthese	10–20
Calcium sulfuricum Nr. 12	reguliert die Durchlässigkeit des Bindegewebes	10–20

11 CouBeVen der Adler Pharma (Couperose, Besenreiser, Venen)
12 Evocell der Adler Pharma

Die Brust – Zeichen der Weiblichkeit

Die Einstellung zur eigenen Brust drückt die Beziehung zur eigenen Weiblichkeit aus. Das Bindegewebe und vor allem die vielen Drüsen der Brust sind auf eine gute Versorgung mit spezifischen Betriebsstoffen angewiesen.

Wenn die Brust als ein wenig zu klein geraten empfunden wird, dann kann unter Umständen Calcium phosphoricum Nr. 2, über längere Zeit eingenommen und äußerlich als Cremegel angewendet, unterstützen. Dieser Mineralstoff ist substanzbildend.

Auf der einen Seite gibt es die Tendenz zu verfestigtem Bindegewebe, dem vor allem durch Natrium phosphoricum Nr. 9 und Calcium sulfuricum Nr. 12 vorgebeugt werden kann. Verhärtete Drüsen leiden unter einem Mangel an Calcium fluoratum Nr. 1, wobei bei sehr festen Drüsen auch an einen Stau gedacht werden muss, der wiederum einen Mangel an Calcium sulfuricum Nr. 12 anzeigt. Insgesamt sollte eine pflegende, das lockere Bindegewebe unterstützende Mineralstoffmischung in Form eines Cremegels äußerlich aufgetragen werden. Dabei geht es auch um die Elastizität und die Formschönheit der Brust[13].

Im Bereich der Lymphwege von der Achsel ausgehend zur Brust stellen Deodorantien, die Aluminium enthalten, ein großes Problem dar. Es kommt zu Anlagerungen und Gewebeaufbau. Werden dann Deos ohne Aluminium verwendet, kann es im genannten Bereich zu starken Reaktionen kommen. Hilfreich ist die Anwendung von Calcium sulfuricum Nr. 12. Allerdings sollten unbedingt Natrium phosphoricum Nr. 9 und Natrium sulfuricum Nr. 10 dazu genommen werden.

Hinweis

Versäumen Sie nicht die notwendigen Vorsorgeuntersuchungen. Lieber eine Untersuchung zu viel als eine zu wenig!

Der weibliche Zyklus

Mit 35 weiß jede Frau, wie ihr Zyklus abläuft, und sie hat gelernt, mit diesem ganz speziellen Rhythmus zu leben. Bestimmte Beschwerden, wie Spannen in der Brust kurz vor der Regelblutung oder um die Zeit des Eisprunges, Schokoladenheißhunger vor der Blutung oder Regelkrämpfe, treten bei den meisten Frauen gelegentlich oder sogar regelmäßig auf. Bei diesen Beschwerden hilft Magnesium phosphoricum Nr. 7, als „heiße Sieben" genommen (siehe Seite 38).

13 Körperpflegecreme Regeneration der Adler Pharma

Auch klagen manche Frauen über Gereiztheit und mangelndes Wohlbefinden sowie migräneartige Zustände im Vorfeld einer Regelblutung. Besonders die psychischen Beschwerden werden unter dem Begriff prämenstruelles Syndrom (PMS) zusammengefasst. Frauen, die darunter leiden, sollten sich sorgsam mit den Mineralstoffen nach Dr. Schüßler versorgen und auch auf ihre Ernährung sowie förderliche Lebensumstände achten. Bei prämenstruellem Syndrom wird folgende tägliche Mineralstoffmischung hilfreich sein:

Mineralstoff	Aufgabenbereich	Stückzahl/Tag
Calcium phosphoricum Nr. 2	fördert die Blutbildung	10
Ferrum phosphoricum Nr. 3	reguliert den Eisenhaushalt	10
Kalium chloratum Nr. 4	steuert den Drüsen- und Gefühlshaushalt	10
Kalium phosphoricum Nr. 5	spendet Energie	7
Magnesium phosphoricum Nr. 7	reduziert unwillkürliche Spannungen	„heiße Sieben“
Natrium phosphoricum Nr. 9	fördert den Abbau von Säure	10
Silicea Nr. 11	beruhigt die Nerven	7
Aurum chloratum natronatum Nr. 25	steuert den Rhythmus im Leben der Frau	7

Gefahr Papilloma-Viren

Nach Studien sind ein Fünftel aller Frauen im Alter von 20 bis 50 Jahren mit Papilloma-Viren infiziert. Diese durch sexuelle Kontakte übertragenen Viren können zu Zellveränderungen führen und sind ein hoher Risikofaktor für Gebärmutterhalskrebs. Alle Zellveränderungen, aber auch der Befall mit Papilloma-Viren, haben mit einer Milieuveränderung hauptsächlich durch eine Übersäuerung in Verbindung mit einem das Immunfeld schwächenden Energiemangel zu tun. Darauf muss entscheidend eingewirkt werden! Als Mineralstoffkombination sind folgende Nummern von Bedeutung:

Mineralstoff	Aufgabenbereich	Stückzahl/Tag
Ferrum phosphoricum Nr. 3	hemmt Entzündungen	20–30
Kalium chloratum Nr. 4	unterstützt die Drüsen	20
Kalium phosphoricum Nr. 5	sorgt für Energie und Regeneration	20
Natrium chloratum Nr. 8	baut die Schleimhäute auf	20
Natrium phosphoricum Nr. 9	reguliert die Säureausscheidung	20–30
Calcium sulfuricum Nr. 12	sorgt für die Durchlässigkeit des Gewebes	7
Lithium chloratum Nr. 16	fördert den Säureabbau über die Nieren	7
Zincum chloratum Nr. 21	schützt die Schleimhäute	7
Natrium bicarbonicum Nr. 23	fördert den Säureabbau aus dem Gewebe	10

Darüber hinaus kann diese Kombination auch als Zäpfchen oder Badezusatz angewendet werden.

Sich selbst etwas Gutes tun

Zur Lebenskunst gehört es auch, das Leben so zu gestalten, dass auch die eigenen Bedürfnisse zum Zuge kommen, was das so notwendige Wohlgefühl im Leben entstehen lässt. Wer immer nur danach schaut, dass es anderen gutgeht, sich selbst aber vergisst oder vernachlässigt, wird irgendwann entweder körperlich oder seelisch nicht mehr in der Lage sein, weder die Bedürfnisse anderer noch die eigenen nicht nur zu erkennen, sondern auch zu leben. Anspannung und Entspannung im ausgeglichenen Wechsel, auch das bedeutet Lebenskunst.

Hinweis

Auch wenn man noch so beschäftigt ist, sollte man nie vergessen, auch den eigenen Bedürfnissen nachzugehen und sie zu leben. Das kann ein Hobby, Sport oder ein Theaterbesuch sein.

Sportlich aktiv sein

In der raren Freizeit muss Erholung gelingen. Will man aber auch fit sein, bietet sich Sport als Ausgleich für einen stressigen Beruf oder ein intensives Familienleben an.

Allerdings ist die Regeneration der Zellen im Alter zwischen 35 und 49 Jahren ebenso im Umbruch wie der Mensch selbst. In diesen Jahren sind Flexibilität und Ausdauer gleichermaßen gefragt, auch die Schnellkraft wird gefordert. Allerdings sollte Sport mit Maß betrieben werden. Wer sich lange Zeit überhaupt nicht sportlich betätigt hat, läuft Gefahr, seinen Körper durch Überanstrengung zu belasten oder sich gar Verletzungen zuzuziehen. Eine wirksame Unterstützung beim Sport ist Ferrum phosphoricum Nr. 3. Es sorgt für eine optimale Versorgung des gesamten Organismus und beugt Muskelkater vor. Vorbeugend sollten über längere Zeit 10 bis 20 Tabletten täglich eingenommen werden.

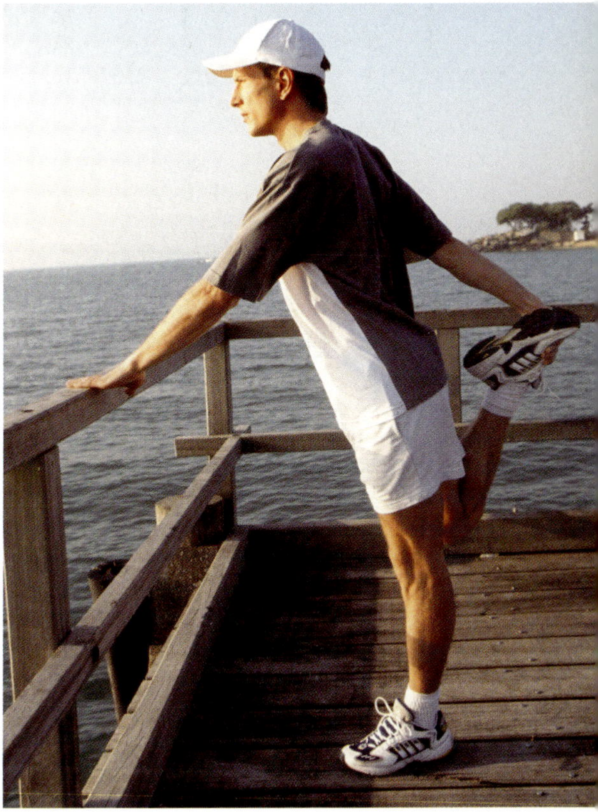

▲ Sport macht Spaß und hält fit.

Vor und nach dem Sport können die Muskeln auch mit fein verteilten Mineralstoffen von außen versorgt[14] werden. Sollte trotz aller guter Versorgung ein Muskelkater auftreten, hilft die Gabe von viertelstündlich einer Tablette Kalium sulfuricum Nr. 6, wobei auf die unter Umständen notwendige Kombination mit Natrium sulfuricum Nr. 10 hingewiesen wird. Bei Gelenkschmerzen nach einer körperlichen Anstrengung, etwa einer Wanderung, hilft eine Kombination der Mineralstoffe nach Dr. Schüßler in Form einer Gelenkcreme-mischung[15].

14 Regidol Pre Sport Gel und After Sport Lotion von Adler Pharma

15 Regidol Gelenkecreme der Adler Pharma.

Sauna

Bei jedem Saunagang, aber auch in allen anderen Schwitzkabinen, werden dem Organismus sehr viele Betriebsstoffe abverlangt. Wer die Sauna für sich zu einem reinen Vergnügen machen will, sollte sich den so genannten Sauna-Mineralstoffcocktail richten und während des Saunabesuches langsam schlückchenweise zu sich nehmen. Die Tabletten sind in mindestens einem halben Liter Wasser aufzulösen. Folgende Kombination ist empfehlenswert:

Mineralstoff	Aufgabenbereich	Stückzahl/Tag
Calcium fluoratum Nr. 1	stärkt die Elastizität der Gewebe	7
Ferrum phosphoricum Nr. 3	erhöht den Stoffwechselumsatz	20
Kalium chloratum Nr. 4	verstärkt die Drüsenarbeit	10
Kalium phosphoricum Nr. 5	spendet Energie	20
Natrium chloratum Nr. 8	reguliert den Wärme- und Flüssigkeitshaushalt	20–30
Natrium phosphoricum Nr. 9	baut Säure ab	10
Natrium sulfuricum Nr. 10	hilft beim Abbau der Schadstoffe	20
Silicea Nr. 11	stärkt das Bindegewebe, baut Säure ab	7

Zeit der Neufindung (42 bis 52 Jahre)

Die Selbstfindung im Sinne einer Neuorientierung hat in diesem Zeitraum einen großen Stellenwert. Nach einem nach traditionellen Werten vorformulierten Leben bis 40, in dem Kinder geboren und wirtschaftlicher Erfolg aufgebaut wurden, fragt sich mancher: „War das alles?"

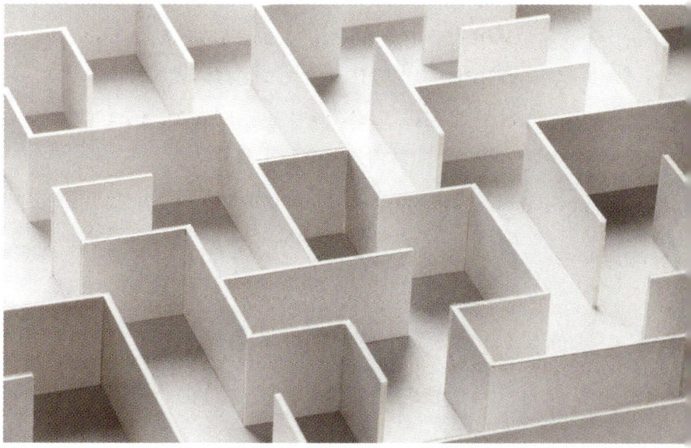

In der Lebensmitte stellen sich viele Fragen. Den eingeschlagenen Weg geradeaus weitergehen oder Neues versuchen.

Vom Umgang mit Veränderungen

In dieser Lebensphase gibt es viele Veränderungen. Die Kinder werden flügge und für Frauen ohne Kinder steht fest, dass sie keine mehr haben werden. Frauen spüren die ersten Anzeichen der Wechseljahre. Im Beruf wird es vielleicht schwierig; Angst vor der „Abschiebung" aus Altersgründen kann sich breitmachen. Krankheit und Tod von Eltern oder Verwandten zeigen, dass das Leben endlich ist. Die Frage nach dem Sinn des Lebens wird immer drängender. „War das alles?", fragen aber nicht nur die Mütter, sondern auch Berufstätige, die sich am Ziel ihrer Karriere sehen oder dieses Ziel nicht erreichen.

Wenn von Neufindung gesprochen wird, sind meist damit neue Lebensräume gemeint, die es zu entdecken gilt. Räume, für die es noch keine Orientierung gibt, in denen alles ungewohnt ist. Am liebsten würde man verschreckt wieder in die alte, gewohnte Umgebung

Hinweis

In dieser Lebensphase wird zunehmend Flexibilität für die anstehenden Veränderungen verlangt. In der Biochemie nach Dr. Schüßler betrifft das Calcium fluoratum Nr. 1. Mit Anspannung und der Angst, wie es weitergehen wird, hängt Calcium phosphoricum Nr. 2 zusammen.

zurückkehren. Die neue Umgebung macht hilflos, unbeholfen, ungeschickt. Diese Ohnmacht ist etwas, was ein in lösungsorientiertem Management „geschulter" Mensch nur schwer zulassen kann.

Wenn bei all den Veränderungen und Neuerungen – wenn's eng wird – die Luft wegbleibt, dann sollte Kalium sulfuricum Nr. 6 genommen werden. Vor allem dann, wenn man gewohnt war, es allen rechtzumachen und man dadurch keine Luft mehr bekommt. Bei einer Anwendung von mehr als ein paar Tagen muss auch Natrium sulfuricum Nr. 10 zusätzlich genommen werden, denn durch Kalium sulfuricum Nr. 6 werden unter Umständen Deponien ausgeräumt. Diese Altlasten müssen dann mithilfe von Natrium sulfuricum Nr. 10 aus den Körper hinausbefördert werden.

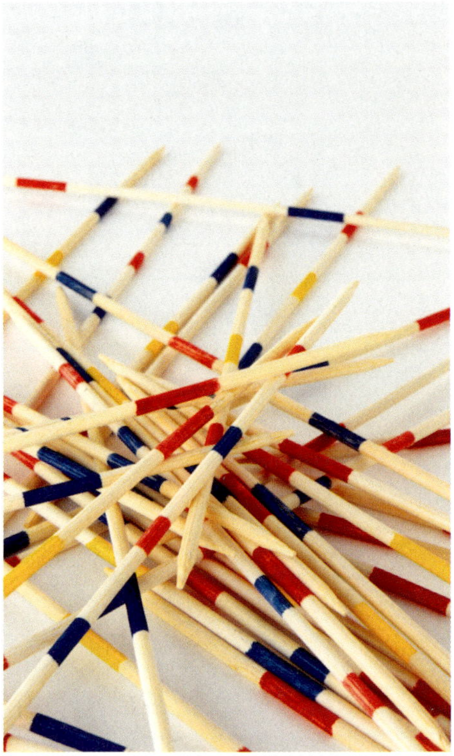

▲ Chaos regt die Kreativität an, im Spiel wie im Leben.

Hinweis

Die Chaostheorie lehrt, dass nichts Neues entstehen kann, wenn nicht das Alte und Vertraute seine Festigkeit verliert und dann der Verlust der Strukturen ins Chaos führt, damit Neues entstehen kann.

Die kreative Kraft des Chaos

Im Chaos, wenn das Gewohnte zerbröselt, gibt es eine Erinnerung an das Alte und der Wunsch nach der Rückkehr in die vertraute Welt ist sehr stark. Doch dann wird schmerzlich festgestellt, dass das Alte nicht mehr gelebt werden kann. Diese Gewänder der Seele passen nicht mehr. Wenn sich dann der Nebel langsam lichtet, der den Blick auf das Leben verstellt hat, wenn die Sonne ein wenig durch das Dickicht der das Leben blockierenden Verstrickungen scheint, wird die Lust auf neues Leben gespürt. Dann ist das Ärgste überstanden.

Es gibt jedoch eine große Gefahr, was die Sehnsucht nach einem neuen Leben betrifft. Häufig wird nämlich die Flucht als einzige Lösung für die bestehende Misere gesehen. Dann glaubt man aussteigen zu müssen. Dann muss es eine neue Heimat in Florida, Südafrika, Mallorca oder in einem anderen fremden Land sein. Dann muss es der Abschied vom Partner oder vom Beruf sein. Geht es aber tatsächlich um äußere Veränderung?

Der Blickwinkel entscheidet

Die Chinesen sagen „Willst du Neues entdecken, dann begib dich nicht auf eine große Reise, sondern öffne deine Augen. Es liegt alles vor dir!"

Das klingt alles ein wenig einfach, fast wie ein Einmaleins von Veränderung. Trotzdem hat die Einstellung, aus der heraus wir die Welt sehen, großen Einfluss auf unser Leben. Sie ist fast wie eine Brille, die uns die Welt in einem bestimmten Licht sehen lässt. Wird sie abgesetzt oder die eines anderen Menschen ausprobiert, gerät die eigene kleine Welt ins Wanken. Es ist gut und wichtig, eine Zeit der Beruhigung einziehen zu lassen, wenn man spürt, dass eine Veränderung notwendig ist. Nach dem Innehalten, der Neuorientierung ist immer noch Zeit genug, Entscheidungen zu treffen. Mögen auch Enttäuschung, Verzweiflung, Verbitterung und Zerstörungswut uns ausfüllen, es ist wichtig, der Seele Zeit zu geben, bis sie sich zurechtfindet und angemessene Entscheidungen getroffen werden können.

Hinweis

Weder im Hoch noch im Tief sollten Entscheidungen getroffen werden, sondern erst dann, wenn sich die inneren Wogen geglättet haben, das Pendel wieder in der Mitte schwingt.

Zuerst sich selbst verändern, erst dann die Dinge

Im Ringen um das Zurechtfinden in einer unter Umständen ganz neuen Situation braucht es einen Menschen, der mit sich selbst einverstanden ist. Der in sich ruht, eine gewisse Gelassenheit besitzt, der locker auf das zugehen kann, was auf ihn zukommt. Dabei kommt der Aktivität nach außen nicht mehr eine so große Bedeutung zu, sondern der Bewegung nach innen, um sich erneuert und neu motiviert der Welt stellen zu können. Es geht in erster Linie darum, ein neues Verständnis von Verantwortlichkeit zu entwickeln, um sich den Herausforderungen zu stellen, die in dieser nun vielleicht wieder wunderbaren Welt vorgefunden werden.

Tipp

Entspannungstechniken wie Meditation oder Yoga können dabei helfen, den Weg zu den eigenen Wurzeln und zu einer neuen Lebendigkeit zu finden.

Heimat finden

In dieser Altersphase sind meist die ersten finanziellen Engpässe überwunden, die Wohnung eingerichtet, die Kinder aus dem Gröbsten heraus und eine gewisse Absicherung erlangt. Das Gewicht verlagert sich von der Quantität zur Qualität. Eventuell wird das Haus, die Wohnung renoviert und eingerichtet, es wird „ausgemistet". Eine neue Wohnung entsteht – mit Materialien, die qualitätsbewusst ausgewählt werden. „Schöne" Dinge – Bücher, Kleider, Reisen – sind jetzt dran. Heimat ist nicht mehr an einen Ort gebunden, sondern in einer neuen Qualität des Lebens, in der man sich noch von sich selbst überraschen lässt, wo man die Frage „Bist du noch neugierig auf dich?" mit „Ja" beantworten kann.

Heimat ist aber auch bei einem Menschen, mit dem Begegnung stattfindet. Einem Gegenüber, das ganz neu „Ja" sagt zu dem beabsichtigten Leben in Lebendigkeit. Voll von Neugierde, mit gegenseitiger Entdeckerfreude, offen, aber auch bereit, miteinander Blockaden, die das gemeinsame Leben belasten, anzugehen. Sie gemeinsam zu bearbeiten, soweit es möglich ist.
Mag dieser Weg hart sein, manchmal leidvoll, aber er lohnt sich allemal, steht doch ein DU als Lohn vor Augen, dem immer wieder begegnet werden kann.

AUS MEINER PRAXIS

In einer Beratungsstunde habe ich eine Frau erlebt, die durch eine sehr strenge Erziehung in vielen Situationen des Lebens scheitern musste, weil ihr nur sehr wenige Handlungsstrukturen zur Verfügung standen. Vor allem in der Begegnung mit anderen Menschen stand ihr nur eine einseitige, überaus misstrauische Einstellung zur Verfügung, was zwangsläufig jede Beziehung scheitern ließ. Als sie durch intensive Arbeit an ihrem Charakter auch andere Möglichkeiten der Begegnung erkannte, fragte sie, wie sie denn diese anderen Strukturen kennenlernen könnte. Ich gab ihr zur Antwort, dass sie Menschen beobachten müsse, wie diese mit ihrem Leben umgehen und sich auf ihre je eigene Art verhalten. Dann könne sie das auch für sich ausprobieren, wohl zuerst im vertrauten Bereich. Unterstützend empfahl ich ihr, die Power-Mischung einzunehmen, die auch zusätzlich Energie gibt, etwas Neues auszuprobieren. Ich habe noch selten einen auf das Leben so neugierigen Menschen erlebt.

Nicht am „alten“ Leben festhalten

Es kann passieren, dass man nicht „ins Leben“ findet, und krampfhaft das „alte“ Leben festhält.

Nach einer neugierigen Entdeckungsreise muss es aber für den Einzelnen zur Stabilisierung kommen. Nur in ihr kann er sich dem Leben stellen und es auf verlässliche Art bestehen.

Neue Sicht auf Beziehungen

Auch Beziehungen werden in Phasen von Veränderungen und Umbrüchen überprüft. Gerade in Zeiten, in denen sich vieles entscheidend verändert, zeigt sich, ob noch eine gemeinsame Basis vorhanden ist, auf der aufgebaut werden kann, oder ob man sich auseinandergelebt hat. Frauen sind solchen Dingen gegenüber besonders sensibel und meist auch eher bereit, unangenehme Dinge beim Namen zu nennen oder Konsequenzen zu ziehen. Wenn Notwendigkeiten für das Zusammensein, wie finanzielle Gründe oder die Kinder, wegfallen, zeigt sich, ob eine Beziehung noch tragfähig ist. Das gilt nicht nur für Partnerschaften, sondern auch für Freundschaften. Immer wieder begegnen einem Menschen, die einen ein Stück des Weges begleiten, die einen länger, die anderen kürzer. Dann kann auch für sie ein Abschied kommen.

Oftmals fühlen sich Frauen allein gelassen. Der Partner ist mit seinem Beruf, seiner Karriere und seinem Einkommen beschäftigt. Er steckt oft bis über beide Ohren in der Arbeit. Um die eigene Position abzusichern, sind immer mehr Überstunden notwendig. Ein weiterer Karrieresprung ist mit einem weiteren Schritt weg von der Partnerin, den Kindern, der Familie verbunden. Außerdem ist der berufliche Aufstieg mit einem höheren Gehalt verbunden! Wer sagt da schon „Nein“. Dann kann man sich ja im Urlaub mehr leisten, ja – wenn man dann noch miteinander Urlaub haben kann. Die meisten Scheidungen werden nach einem gemeinsamen Urlaub eingereicht. Weil man in diesem nicht einmal mehr miteinander reden konnte. So groß war die Kluft, die sich inzwischen

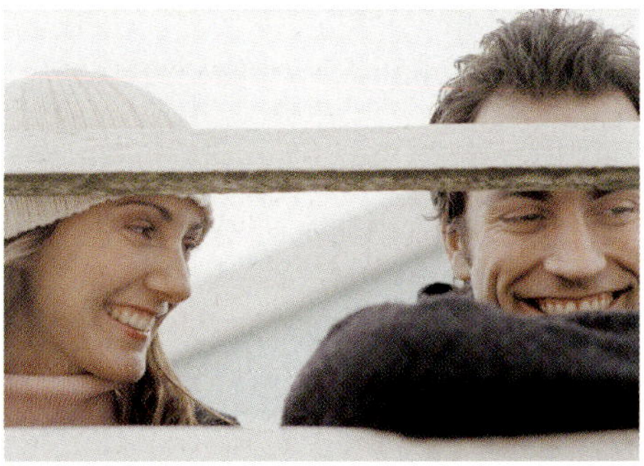

▲ Zeit miteinander zu verbringen, stärkt die Partnerschaft.

aufgetan hatte und die im Urlaub offenbar wurde. Manchmal ist ein Karrieresprung gleichbedeutend mit einem Sprung in der Beziehung.

Auch wenn die Frau wieder eine Berufstätigkeit aufnimmt oder wenn sie gar, was heute immer häufiger vorkommt, erfolgreicher als der Mann ist, kann das zu Problemen in der Partnerschaft führen. Diese können nur durch viel gegenseitiges Verständnis gelöst werden.

Calcium fluoratum Nr. 1, Calcium phosphoricum Nr. 2, Ferrum phosphoricum Nr. 3, Kalium phosphoricum Nr. 5, Magnesium phosphoricum Nr. 7, Natrium chloratum Nr. 8, Natrium phosphoricum Nr. 9 und Silicea Nr. 11 sind in solchen Situationen die Mischung der Wahl. Sie helfen dabei, den eigenen Standpunkt zu stärken, aber auch über sich selbst hinauszublicken und Verständnis für den anderen zu entwickeln. Sie können von dieser Mischung in belastenden Partnerschaftssituationen so viele Tabletten einnehmen, wie Ihnen guttun.

Männer leben heute viele verschiedene Lebensmodelle. Einer bemüht sich um seine Kinder, um deren Ausbildung, begleitet sie gerne in Beziehungen hinein und kümmert sich um die finanzielle Ausstattung der Familie. Andere leben noch immer in ihrer ursprünglichen Beziehung, daneben gibt es dann manchmal noch eine weitere, eine so genannte Satellitenbeziehung. Das ist für den Partner sehr verletzend, egal wann er es erfährt. Ein Grund ist häufig die so genannte Midlifecrisis – auch „Wechseljahre des Mannes“ genannt, auf die im nächsten Kapitel ausführlich eingegangen wird. Dann wird sich der Mann der Endlichkeit des Lebens bewusst und glaubt oftmals, durch eine Jüngere an seiner Seite die Zeichen des Alters aufhalten zu können.

Doch auch immer mehr Menschen leben allein. Vereinzelung und Vereinsamung nehmen enorm zu. Vielleicht greift die zunehmende Reserviertheit einer Beziehung gegenüber als Folge einer „vaterlosen Gesellschaft“, wie Alexander Mitscherlich vor vielen Jahren ein Buch nannte.

Gehen oder bleiben?

Seit meiner eigenen Scheidung habe ich gesehen, dass viele Paare, aus welchen Gründen auch immer, doch beisammenbleiben in einer immer härteren Erstarrung und damit gesundheitlichen Gefährdung. Nicht nur anhaltender Streit, ein Nebeneinanderherleben, eisernes Anschweigen, lähmende Erstarrung, sondern auch Depressionen und Herzkrankheiten können in diesen „eisernen“ Beziehungen häufig beobachtet werden.

Kommt es zur schmerzhaften Trennung, steht ein völliger Neubeginn bevor. Da ist es sehr wichtig, nicht wieder den gleichen Fehler zu machen und in der nächsten Beziehung in derselben Verstrickung zu landen. Auf der anderen Seite „nie mehr" zu sagen ist auch problematisch. Es geht um eine ehrliche und ernsthafte Auseinandersetzung mit dem eigenen Leben.

Hinweis

Es gibt für eine gelingende Beziehung keine Garantie. Gerade deshalb muss man sich immer darum bemühen und in diesem Bemühen ist schon etwas, was, aus einer gegenseitigen Versicherung kommend, viel zu einer lebendigen Beziehung beiträgt.

Bei einer Trennung kann das Gefühl aufkommen, man werde aus seinem bisherigen Leben hinauskatapultiert, was letztlich tatsächlich stimmt. Als erste Hilfe für die körperliche und gemütsmäßige Verfassung kann hier die Mineralstoff-Kombination für den Schock angewendet werden:

- Kalium phosphoricum Nr. 5 und Calcium sulfuricum Nr. 12: alle paar Minuten abwechselnd je eine Tablette im Mund zergehen lassen. Bei einer Anwendung über mehrere Tage müssen zusätzlich Natrium phosphoricum Nr. 9 und Natrium sulfuricum Nr. 10 eingenommen werden.
- Magnesium phosphoricum Nr. 7: kann nach wenigen Tagen zusätzlich zur Entspannung der Nerven in der gleichen Dosierung dazu eingenommen werden.
- Power-Mischung (siehe Seite 55): wird in weiterer Folge gute Hilfe leisten. Über einen längeren Zeitraum eingenommen, hilft sie wieder auf die Beine.

Neue Beziehungen?

Heute spricht man von Patchworkfamilien und Lebensabschnittspartnern. Das klassische Familienbild bröckelt. Am meisten leiden die Menschen unter einer zunehmenden Tendenz zur Unverbindlichkeit, die aus einer sehr reservierten Einstellung gegenüber der gegenseitigen Auslieferung entstammt. Keiner will heute vom anderen „abhängig" sein. Menschen brauchen aber Beziehungen.

Letztlich geht auch eine lebendige Beziehung in Richtung Stabilisierung und Festigung. Nur im „sicheren Hafen" einer guten Beziehung können dann auch persönliche Krisen und Schwierigkeiten bestanden werden. Ein verlässlicher Partner, der verständnisvoll zur Seite steht, fördert die Entfaltung seines Gegenübers und wird auf diese Weise selbst wieder bereichert. Das gibt Orientierung und ein Licht, das beiden durch die Irrungen und Wirrungen des Lebens leuchtet. Wenn dann zwei Menschen Hand in Hand, ohne Kräftespiele und

Machtkämpfe, ihren Weg gehen, stehen sie einander mit der gleichen Würde und mit den gleichen Rechten gegenüber.

Auch nach traumatischen und verletzenden Erfahrungen sollte niemand den Fehler machen zu sagen: „Nie wieder!"

Schon viele Menschen haben in der zweiten Lebenshälfte noch den richtigen Partner gefunden. Große Konflikte kann man sich auch einhandeln, wenn man auf der anderen Seite eine Beziehung um jeden Preis will. Dann ist jeder Partner recht. Nur nicht allein sein – das gibt oft ein böses Erwachen in Abhängigkeit.

Bin ich noch gut genug im Beruf?

In dieser Phase des Lebens geht es nicht nur um Beziehungsprobleme, sondern oftmals gibt es auch Turbulenzen im Berufsleben. Männer sind in dieser Altersstufe noch intensiv mit dem Berufsleben verbunden. Entweder hat man sich emporgearbeitet und schon eine gewisse Stellung erreicht oder nach einem eventuellen Umstieg in eine höhere Etage gilt es, sich zu stabilisieren. Um 50 herum wird am Horizont auch schon die Angst sichtbar, zum „alten Eisen" zu gehören und unter Umständen ausgemustert zu werden. Deshalb gibt es besondere Anstrengungen, tüchtig zu sein und souverän seinen Platz auszufüllen, koste es, was es wolle, auch wenn es die Gesundheit ist. In diesem Alter steigt die Häufigkeit der Herzinfarkte enorm.

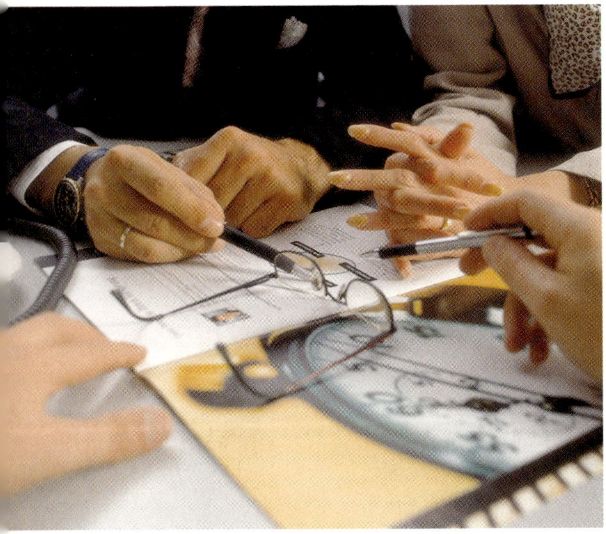

▲ Am Arbeitsplatz geht es oft hektisch zu. Da unterstützen die Mineralstoffe nach Dr. Schüßler.

Hat jemand einen Herzinfarkt erlitten, kann – nach allen notwendigen medizinischen Maßnahmen und einer guten Rehabilitation – auch mit Mineralstoffen nach Dr. Schüßler das Herz unterstützt werden. Folgende Mischung muss über lange Zeit eingenommen werden, denn eine solch ernsthafte Erkrankung benötigt eine lange Regenerationszeit:

Mineralstoff	Aufgabenbereich	Stückzahl/Tag
Calcium fluoratum Nr. 1	erhöht die Elastizität, hilft, sich gegen zu hohe Anforderungen abzugrenzen	7
Calcium phosphoricum Nr. 2	baut Blut und Knochen auf, unterstützt die Eiweißsynthese	10
Ferrum phosphoricum Nr. 3	erhöht die Stoffwechseltätigkeit	10
Kalium chloratum Nr. 4	unterstützt die Drüsen	10
Kalium phosphoricum Nr. 5	spendet Energie, hilft bei der Regeneration	10
Kalium sulfuricum Nr. 6	unterstützt die Bauchspeicheldrüse, fördert die Verdauung	7
Magnesium phosphoricum Nr. 7	baut Spannungen ab, stärkt das Herz	10 oder „heiße Sieben"
Natrium chloratum Nr. 8	baut Knorpelgewebe und Schleimhäute auf	10
Natrium phosphoricum Nr. 9	reguliert den Säurehaushalt	10
Natrium sulfuricum Nr. 10	baut Schadstoffe ab und hilft bei deren Ausleitung	10–20
Silicea Nr. 11	stärkt das Bindegewebe	7
Kalium bromatum Nr. 14	beruhigt	7
Kalium iodatum Nr. 15	unterstützt die Schilddrüse	5–7
Calcium carbonicum Nr. 22	beugt Erschöpfung vor	7

Besser ist es allerdings, sich durch rechtzeitige Erholung vor Überanstrengungen zu schützen und nicht in schweren gesundheitlichen Katastrophen zu landen. Das habe ich eindrücklich in einem meiner Seminare erfahren.

AUS MEINER PRAXIS

Eine Teilnehmerin wehrte sich gegen die Vorstellung, dass es notwendig sei, sich von allzu belastenden Situationen abzukoppeln. Das sei einfach nicht immer möglich, sagte sie. Darauf antwortete ein junger Mann, dass eine ihm bekannte Hotelbesitzerin durch Stress einen Herzinfarkt erlitten hatte. Nach dem Krankenhausaufenthalt sollte sie in eine Kurklinik, damit sie sich erhole. Sie wies jedoch dieses Ansinnen mit den Worten zurück, dass ihr Haus sie nicht länger entbehren könne. Das überlebte die Frau aber nicht lange, weil sie bald darauf an einem zweiten Infarkt verstarb. Eine Weile herrschte betroffene Stille im Seminarraum.

Gehöre ich schon zum alten Eisen?

Nach langen Jahren des Einsatzes im Beruf kann es gerade jetzt geschehen, dass man sich fragt, ob der Arbeitsplatz noch der richtige ist. Vielleicht besteht nur die Aussicht auf viele Jahre der Stagnation, wenn der Aufstieg in der innerbetrieblichen Hierarchie verstellt ist oder es an weiteren Entfaltungsmöglichkeiten fehlt.

Auch wenn sich schon länger eine Unzufriedenheit zeigt, die Arbeit nicht mehr die gleiche Freude macht wie früher und auch die Krankheit vor einigen Jahren schon auf das Problem hingewiesen hat. Die Entscheidung, den Arbeitsplatz oder gar den Beruf zu wechseln, fällt nicht leicht, gerade in wirtschaftlich schlechten Zeiten. Zu mehr Klarheit über die eigenen Wünsche und Möglichkeiten kann man nur über gute Gespräche, unter Umständen auch eine professionelle Beratung bekommen. Der Mut und die Energie, gefundene Lösungen auch umzusetzen, wird durch die schon bekannte Power-Mischung (siehe Seite 55) in Kombination mit Adler Ortho Nr. 5 unterstützt.

Auf der anderen Seite stellt sich bei vielen auch die Sorge um die Sicherheit des Arbeitsplatzes ein. Fast täglich berichten die Nachrichten von Einsparungen und Arbeitsplatzabbau. So mancher fragt sich: „Ob ich in meinem Alter noch Arbeit finde?“ Jüngere sind billiger. Außerdem ist ein Mensch ohne Arbeit in unserer Gesellschaft nicht viel wert. Da wird schon einiges auf sich genommen, um den Arbeitsplatz zu erhalten: lange Anfahrtszeiten, Überstunden und vieles mehr. Die Berufswelt wird beherrschend, sogar vor der Familie. Viel zu wenig wird immer wieder betont, dass in unseren Ländern ein Großteil der Menschen Arbeit hat!

Mit der Sorge vor Arbeitslosigkeit ist auch die Sorge um die finanzielle Sicherheit verbunden. Der gewohnte Lebensstandard kommt ins Wanken. Die Sorge um den Arbeitsplatz kann krank

AUS MEINER PRAXIS

Ich habe einmal eine Hebamme erlebt, die war von zwei Seiten in der Zange. Einmal hatte sie ein hohes Berufsideal, das sie unbedingt erfüllen wollte. Das kostete sie sehr viel Kraft. Doch ein Ideal ist nicht zu erfüllen und so programmierte sie letztlich ihr eigenes Scheitern. Jedes Ideal muss auf das lebbare Maß reduziert werden, so dass es ein menschliches Antlitz bekommt. Andererseits hatte sie als Kind gelernt, dass der Wert eines Menschen vom Lob anderer abhängt. So wertvoll Anerkennung von den Mitmenschen ist, sie begründet nicht den Wert eines Menschen. Dieser liegt im Menschen selbst. Aber der Zugang zum eigenen Wert kann verschüttet sein. So auch bei dieser Hebamme. Das Bestreben, die Zustimmung anderer zu erhalten, führt auf Dauer zum Empfinden einer inneren Leere. Schließlich landete die Frau in einer totalen Erschöpfung, die sie lange Zeit unterdrücken konnte, da sie ein sehr vitaler und starker Mensch war. Trotz des dringenden Rates, in dieser Phase keine Entscheidungen zu treffen, kündigte sie und flüchtete aus ihrer Umgebung in eine andere Stadt.

Tipp

Nach einer plötzlichen Kündigung kann die Mineralstoff-Mischung für den Schock (siehe Seite 85) zur Anwendung kommen, um die körperlichen und emotionalen Auswirkungen ein wenig zu lindern.

machen, führt bei manchen gar zur totalen Erschöpfung. Besonders gefährdet sind Menschen, die sehr idealistisch geprägt sind.

Wenn jemand etwas Unmögliches von sich verlangt, wie das Erfüllen eines Ideals, mehrere erschöpfende Betätigungen gleichzeitig erfüllen zu wollen oder nach Ansehen bei anderen zu gieren, wird das auf Dauer immer in die Erschöpfung führen.

WIE ERKENNE ICH …

Burn-out-Syndrom

Chronische Müdigkeit, auch am Tage, Abfall der psychischen und physischen Leistungsfähigkeit, verminderte Belastbarkeit, Fähigkeit zur Erholung eingeschränkt, Kraftlosigkeit, allgemeines Unwohlsein, Infektanfälligkeit, innere Unruhe, Reizbarkeit, Resignation, Niedergeschlagenheit, verringerte Frustrationstoleranz.

Bei einer weit fortgeschrittenen Erschöpfung sollte neben einer guten professionellen Beratung eine erweiterte Power-Mischung in Kombination mit Lecithin oder einer geeigneten Kombination von Nährstoffen aus der orthomolekularen Medizin[16] angewendet werden:

16 Adler Ortho Nr. 5 von Adler Pharma

Mineralstoff	Aufgabenbereich	Stückzahl/Tag
Ferrum phosphoricum Nr. 3	aktiviert den Stoffwechsel, stärkt das Immunfeld	20
Kalium chloratum Nr. 4	unterstützt die Drüsen, entlastet bei starken Emotionen	10–20
Kalium phosphoricum Nr. 5	spendet Energie, unterstützt die Regeneration	20
Magnesium phosphoricum Nr. 7	schützt vor Stress	20
Natrium chloratum Nr. 8	unterstützt die Regeneration	20

Magnesium ist ein Antistressstoff für Herz, Gehirn und Muskulatur. Bei länger andauerndem Stress sollte unbedingt neben 20 bis 30 Stück Magnesium phosphoricum Nr. 7 täglich auch ein höherdosiertes Magnesiumpräparat aus der Apotheke oder Adler Ortho Nr. 7 eingenommen werden.

Auch Gastritis und Magengeschwüre sind oft „berufsbedingte" Krankheiten, die aber auch auf eine falsche Ernährung zurückgeführt werden können. Bei reinem Sodbrennen (brennt im Bereich des Magens) reicht Natrium phosphoricum Nr. 9, von dem bei akutem Bedarf jede Viertelstunde eine Tablette eingenommen wird. Beim Abklingen stündlich eine Tablette über längere Zeit nehmen. Auch sollte die Anwendung einer geeigneten Kombination von Nährstoffen aus der orthomolekularen Medizin erfolgen[17]. Schlundbrennen (brennt die Speiseröhre hinauf) dagegen zeigt einen Mangel an Natrium chloratum Nr. 8 an.

Wenn die Magenschleimhaut durch zu viel Säure leidet, dann sollte auf keinen Fall zu Basenpulvern gegriffen werden. Die Einnahme von Basenpulver nimmt keine Rücksicht auf die vorhandene Menge an Säure. Wird der Säurespiegel zu weit abgesenkt, entsteht ein Säuremangel und der Magen produziert in noch größerem Maße Säure. Auf lange Sicht wird der entgegengesetzte Effekt erreicht, ein Ping-pong-Effekt entsteht. Außerdem belasten Basenpulver die Bauchspeicheldrüse, den Fettstoffwechsel und die Schleimhaut des Magens.

Ist aber die Magenschleimhaut angegriffen und hat sich entzündet, dann ist es empfehlenswert, folgende Mischung anzuwenden:

17 Adler Ortho Nr. 9 von Adler Pharma

Mineralstoff	Aufgabenbereich	Stückzahl/Tag
Ferrum phosphoricum Nr. 3	hemmt die Entzündung der Schleimhaut	10–20
Natrium chloratum Nr. 8	baut die Schleimhaut auf	10–20
Natrium phosphoricum Nr. 9	reguliert Säure	10–20

Nur Mut für einen Neuanfang

Letztlich gibt es keine Sicherheit im Leben. Vor allem die Tendenz, sich unentbehrlich machen zu wollen, kostet nicht nur unendlich viel Energie, sie gibt letztlich keinen Halt. Die einzig wirklich mögliche Haltung ist die der Offenheit. Unter Umständen auch offen für einen ganz neuen Beruf oder die Selbstständigkeit, weil man endlich seine eigenen Qualitäten ins Leben bringen will.

Die Arbeitswelt ist oft kalt und unmenschlich. Das erfahren 50-jährige Menschen auf Jobsuche täglich. Doch es hat schon ein Umdenken eingesetzt! Wurde früher häufig die Erfahrung gemacht, dass Können und das kluge Abwägen von Vor- und Nachteilen bei Entscheidungen nichts mehr galten, so gibt es immer mehr Firmen, die auf diese Werte älterer und erfahrener Mitarbeiter wieder bauen.

Manchmal ist auch die Selbstständigkeit eine Alternative. Immer mehr Frauen melden in diesem Alter ein Gewerbe an, weil sie keine Stelle mehr finden, aus Abenteuerlust oder um noch einmal durchzustarten. Besonders für geschiedene Frauen können die einzigen Alternativen Selbstständigkeit oder Sozialamt heißen. Mit der Power-Mischung (siehe Seite 55) wird der Start in den Neuanfang erleichtert.

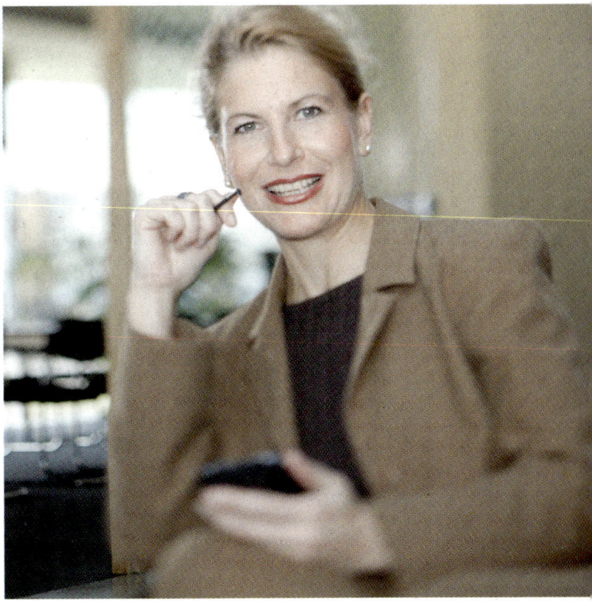

▲ Es gibt immer mehr Frauen, die ihr eigener Chef sind.

Höchste Zeit, auf den Körper zu achten

Wurde allzu lange nicht auf den Körper geachtet, hatte das vielleicht schon unangenehme Folgen. Spätestens wenn eine erste überraschende ernste Krankheit überstanden werden musste, sollte man sich um eine neue Einstellung sich selbst und seinem Körper gegenüber bemühen. Die Mineralstoffe nach Dr. Schüßler eröffnen die Möglichkeit, Schlimmerem vorzubeugen. Sie sind eine effiziente Krankheitsvorsorge und Gesundheitspflege.

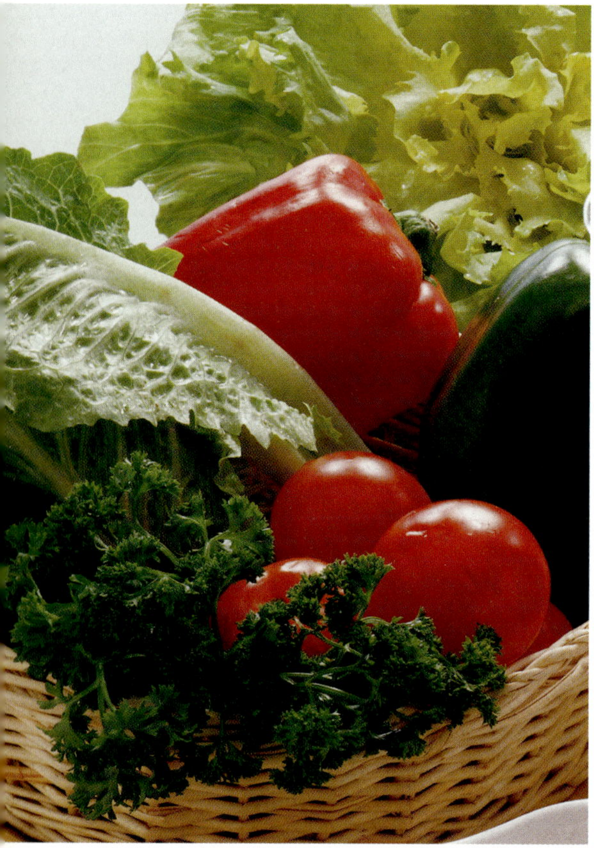

▲ Viel Obst und Gemüse gehören auf den täglichen Speiseplan.

Eine falsche Ernährung macht krank

Die heutige übliche Ernährung ist alles andere als gesund! Es gibt drei große Belastungen: Fett, Eiweiß und die zunehmende Anzahl von Schadstoffen, die über Leber und Dickdarm abgebaut werden müssen. Belastend sind Freie Radikale, aber auch die Säuren, die zu 80% über die Niere ausgeschieden werden.

Gicht

Wer viel Fleisch isst, ernährt sich purinreich. Ein Zuviel an Purinen ist für den Organismus belastend. Purine werden in Harnsäure abgebaut und über die Nieren ausgeschieden. Mehr als ein Gramm Harnsäure pro Tag kann nicht ausgeschieden werden. Eine darüber hinausgehende Säurebelastung sammelt sich in Geweben, Gelenken und Knorpelgewebe an. Es entsteht die Hyperurikämie oder Gicht. Am Zehengrundgelenk der großen Zehe entsteht die gefürchtete Gichtzehe. Gegen Gicht hilft nur eine konsequente Nahrungsumstellung. Unterstützend hilft folgende Mischung:

Mineralstoff	Aufgabenbereich	Stückzahl/Tag
Ferrum phosphoricum Nr. 3	lindert Schmerzen	10
Natrium chloratum Nr. 8	stärkt das Knorpelgewebe, unterstützt die Entgiftung	20
Natrium phosphoricum Nr. 9	reguliert den Säurehaushalt	20
Natrium sulfuricum Nr. 10	baut Schadstoffe ab	10
Silicea Nr. 11	baut Säuren ab	10
Lithium chloratum Nr. 16	unterstützt die Niere	7
Natrium bicarbonicum Nr. 23	baut harnpflichtige Substanzen ab	10

Rheuma

Rheuma entsteht durch die Übersäuerung des Körpers. Ist der Säurehaushalt einmal entglitten, gibt es gute Möglichkeiten, ihn wieder ins Gleichgewicht zu bringen. Die erste besteht in der Umstellung der Ernährung[18]. Hauptsächlich geht es dabei um eine weitreichende Vermeidung von Eiweiß, denn zu viel Eiweiß ist der Hauptgrund für die Übersäuerung. Außerdem sollten alle sauren Nahrungsmittel wie Zitrusfrüchte, Äpfel, Tomaten oder Rhabarber vermieden werden, da säurebelastete Menschen die natürlichen Säuren nicht in Basen umbauen können.

Die zweite natürliche Möglichkeit besteht in der Anwendung der basischen Gemüsebrühe. Dafür werden 250 Gramm klein geschnittene Kartoffeln mit Schale und 50 bis 100 Gramm Gemüse der Jahreszeit mit Gewürzen nach Geschmack (z. B. Lorbeerblätter, Gewürznelken, Wacholderbeeren, Muskatnuss, Majoran, Kümmel, Zwiebel, Knoblauch) in einem Liter kaltem Wasser aufgesetzt und zehn Minuten gekocht. Anschließend das Gemüse abseihen. Die Gemüsebrühe langsam trinken. Da sie sehr intensiv ist, kann schon eine Tasse am Tag genügen. Man sollte sich bei der Verwendung der Basenbrühe von den eigenen Wahrnehmungen leiten lassen. Es wäre schade, wenn eine Ablehnung entstünde, weil zu viel davon eingenommen wurde. Zur Aufbewahrung wird die Gemüsebrühe in den Kühlschrank gestellt.

18 Ausführlich wird auf die Ernährung in unseren Büchern „Schüßler-Salze und Ernährung“ und „Gesund abnehmen mit Schüßler-Salzen“ eingegangen, siehe Literaturverzeichnis Seite 160.

Tipp

Die Gemüsebrühe kann auch zur Geschmacksverbesserung von Speisen verwendet werden. Prinzipiell sollte Gemüsewasser nicht weggeschüttet werden, denn darin sind die für den Organismus so wertvollen Mineralstoffe enthalten.

Als dritte und sehr wichtige Maßnahme gibt es eine Mischung von Mineralstoffen nach Dr. Schüßler, die mit geeigneten Nährstoffen aus der orthomolekularen Medizin kombiniert werden:[19]

Mineralstoff	Aufgabenbereich	Stückzahl/Tag
Ferrum phosphoricum Nr. 3	lindert Schmerzen	20–30
Kalium chloratum Nr. 4	entlastet das Bindegewebe	20
Natrium chloratum Nr. 8	stärkt die Niere, unterstützt die Entgiftung	20
Natrium phosphoricum Nr. 9	reguliert den Säurehaushalt	20
Natrium sulfuricum Nr. 10	baut Schadstoffe ab	20
Silicea Nr. 11	baut Säuren ab	10
Calcium sulfuricum Nr. 12	sorgt für die Durchlässigkeit des Gewebes	20
Lithium chloratum Nr. 16	unterstützt die Niere	10
Natrium bicarbonicum Nr. 23	stärkt den Stoffwechsel	10–20

Auch ein Basenbad ist eine ausgezeichnete Möglichkeit, Säure aus dem Gewebe abzubauen. Allein durch den basischen pH-Wert, der durch eine Mischung an Mineralstoffen[20] entsteht (keine Mineralstoffe nach Dr. Schüßler), wird viel Säure über die Haut ausgeschieden. Das führt zu einer enormen Entlastung, wodurch die Schmerzen stark nachlassen. Das Basenbad kann auch hervorragend bei Belastungen wie Juckreiz, Schuppenflechte oder Neurodermitis eingesetzt werden.

19 Adler Ortho Nr. 9 von AdlerPharma
20 BaseCare basisches Bad der Adler Pharma

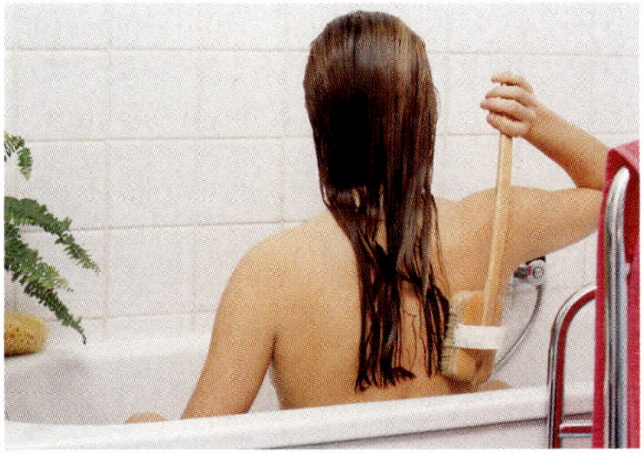

▲ Ein Basenbad entlastet den Körper von schädlichen Säuren.

Die Wechseljahre kommen

Die Menopause, die letzte Regelblutung, tritt im Alter zwischen 40 und 58 Jahren ein. Durchschnittlich ereilt sie eine Frau mit 51 bis 52 Jahren. Nach dem sehr bekannten Rhythmus von sieben Jahren im Leben des Menschen teilen sich die Wechseljahre in zwei Phasen: von 42 bis 49 und von 49 bis 56. Die erste Phase berührt damit die in diesem Kapitel beschriebene Zeit. Weitere Schwerpunkte zu diesem Thema werden im folgenden Kapitel behandelt.

Die Wechseljahre (Klimakterium) sind keine plötzlich auftretende Erscheinung. Vielmehr lässt die Hormonproduktion in den Eierstöcken allmählich nach. Die verringerte Produktion der Östrogene und Gestagene hat nicht nur Auswirkungen auf den Körper, sondern beeinflusst auch die Psyche. Jede Frau geht anders mit den Wechseljahren um. Doch leiden nach Umfragen zwei Drittel aller Frauen unter leichten bis gravierenden Beschwerden. Die Schüßler-Salze können Ihnen auf der körperlichen Ebene dabei helfen, möglichst beschwerdefrei diese Jahre zu überstehen und auch die psychischen Beeinträchtigungen zu lindern.

Ein empfehlenswertes Buch für die Auseinandersetzung mit den Wechseljahren und der Zeit danach ist „Altweibersommer“ von Julia Onken. Die Autorin beschreibt nicht nur die emotionale Welt der Frau, die älter wird, sie durchleuchtet auch die existenziellen Hintergründe.

Die Blutung wird stärker

Als erstes Zeichen für eine hormonelle Umstellung vor der Menopause tritt häufig eine Hypermenorrhoe, eine verstärkte Blutung auf. Oft stellt sich die Menstruation nicht mehr zyklisch, sondern unregelmäßig und in größeren Abständen ein. Eine starke und lang andauernde Menstruation kann auf einen Mangel an Calcium fluoratum Nr. 1 zurückzuführen sein. Dieser Mineralstoff sorgt für die Elastizität der Blutgefäße, die sich bei einem Mangel schlechter schließen. Ein Mangel an Calcium phosphoricum Nr. 2 verlangsamt die Blutgerinnung. Auch drängen immer mehr Schadstoffe zur Ausscheidung, je älter man wird.

Mineralstoff	Aufgabenbereich	Stückzahl/Tag
Calcium fluoratum Nr. 1	sorgt für die Elastizität der Gefäße	7, 10, 20, 30
Calcium phosphoricum Nr. 2	wichtig für die Blutgerinnung und Blutbildung	10
Ferrum phosphoricum Nr. 3	Eisenmangel wird abgebaut	10–20
Kalium phosphoricum Nr. 5	fördert die Regeneration, spendet Energie	10–20
Natrium sulfuricum Nr. 10	baut Schadstoffe ab	10–20
Calcium sulfuricum Nr. 12	baut Eiweiß ab, sorgt für die Durchlässigkeit des Gewebes	10
Aurum chloratum natronatum Nr. 25	unterstützt den Rhythmus im Leben der Frau	20

Calcium fluoratum Nr. 1 wird am Anfang niedrig dosiert und dann immer mehr gesteigert.

In der Zeit der Umstellung werden die Schleimhäute dünner, eventuell trocken oder rissig. Folgende Mineralstoffmischung sollte eingenommen werden: Ferrum phosphoricum Nr. 3, Kalium phosphoricum Nr. 5, Natrium chloratum Nr. 8 und Zincum chloratum Nr. 21, je 20 bis 30 Stück. Diese Mineralstoffzusammenstellung ist als Vaginalzäpfchen (Apotheke) eine weitere wertvolle Anwendungsmöglichkeit der Biochemie nach Dr. Schüßler bei diesen Problemen[21].

21 Wenn Sie Probleme bei der Beschaffung von Zäpfchen haben, wenden Sie sich bitte an die auf Seite 162 angegebene Adresse.

Die Psyche spielt verrückt

Einhergehend mit der Zeit des Wechsels sind die meisten Frauen starken psychischen Belastungen ausgesetzt. Gefühlsschwankungen machen vielen zu schaffen. In dieser Zeit ist das Streben nach innerer Ruhe und Ausgeglichenheit von besonderer Bedeutung.

Eine gewisse Ruhe stellt sich mit der Power-Mischung (siehe Seite 55) ein. Das Streben nach Ausgeglichenheit wird durch folgende Mineralstoffverbindungen unterstützt: Kalium bromatum Nr. 14, Kalium iodatum Nr. 15 und Lithium chloratum Nr. 16. Davon sollten täglich anfangs je sieben Tabletten, später dann je zehn Tabletten eingenommen werden.

Um die Leistungsfähigkeit zu gewährleisten, helfen je 10 bis 20 Tabletten Calcium phosphoricum Nr. 2, Ferrum phosphoricum Nr. 3, Kalium phosphoricum Nr. 5, Magnesium phosphoricum Nr. 7 und Natrium chloratum Nr. 8 pro Tag.

Wellness, ein altes Modewort, das jetzt durch Selfness abgelöst wird, weist auf ein gutes Sein hin, das auch ein Einverstandensein mit sich selbst beinhaltet. Massagen, Thermenaufenthalte, Fango, Trinkkuren und manche andere Maßnahme bringen ein Wohlgefühl, das das Leben genießen lässt. Nicht nur für Frauen.

Auch Bewegung kann dabei helfen, die Beschwerden der Wechseljahre zu lindern. Moderater Sport, vor allem an frischer Luft, senkt das Risiko einer Osteoporose, stärkt die Immunabwehr und die Leistungsfähigkeit und trägt darüber hinaus zu psychischer Ausgeglichenheit bei. Die Erfahrung, den inneren Schweinehund überwunden und körperliche Leistung erbracht zu haben, stärkt das Selbstbewusstsein. Wer allerdings lange keinen Sport getrieben hat, muss aufpassen, dass er sich nicht überfordert, und langsam und moderat beginnen.

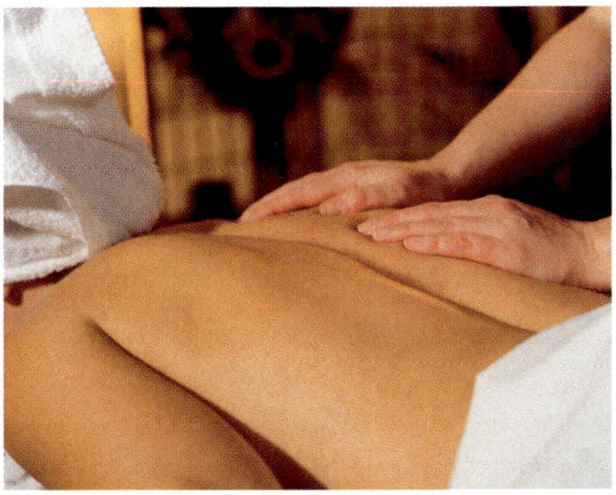

▲ Herrlich entspannend ist eine Massage.

Tipp

Zusammen mit anderen macht Bewegung noch mehr Spaß. Eine Gruppe stärkt Motivation und Durchhaltewillen. In fast jedem Ort gibt es Nordic-Walking-Gruppen, Lauftreffs, Wandervereine oder andere Gruppen. Suchen Sie sich eine aus, die zu Ihrem Fitnessgrad und Ihren Interessen passt. Und denken Sie daran, es geht um Freude an der Bewegung und am Körper, nicht um Höchstleistungen.

Wenn Bewegung zunehmend Probleme macht

Eine besondere Gefahr für Männer ist bei der Ausübung von Sport der Ehrgeiz. Dann wird häufig über die Grenzen der eigenen Leistungsfähigkeit hinausgegangen und dem Körper Schaden zugefügt. Das sind Schäden, die sich meistens erst nach einer gewissen Zeit auswirken, wie Bandscheibenschäden, Gelenkprobleme oder Sehnen- und Bänderschwächen oder gar -risse.

Auch die Verschleißerscheinungen der Jahre wirken sich aus. Eine zunehmende Steifheit schränkt die Bewegungen ein. Auch längeres vorbereitendes Dehnen und Aufwärmen reichen nicht mehr. Das ist dann ein deutliches Zeichen für einen Mangel an Calcium fluoratum Nr. 1 und eventuell an orthomolekularen Substanzen[22].

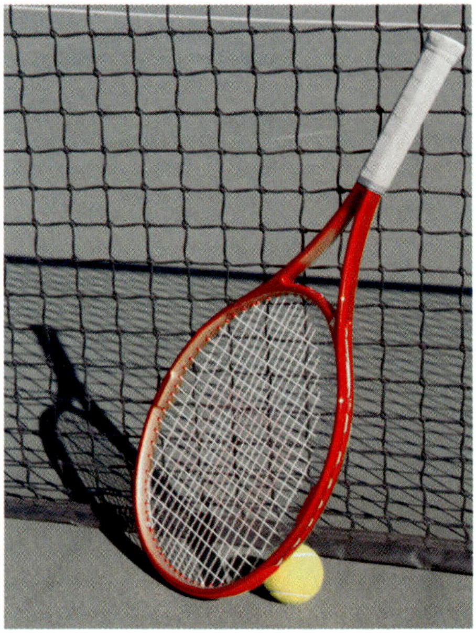

▲ Gegen den gefürchteten Tennisarm hilft eine Crememischung mit Schüßler-Salzen.

Die Gelenke schmerzen

Leiden durch besondere Anstrengungen die Gelenke, muss auf eine gute Versorgung vor allem der Knorpelgewebe geachtet werden. Dann sollte eine geeignete Auswahl von Nährstoffen aus dem orthomolekularen Bereich gewählt werden[23]. Die Gelenke unterstützt folgende Mischung der Mineralstoffe nach Dr. Schüßler:

Mineralstoff	Aufgabenbereich	Stückzahl/Tag
Calcium fluoratum Nr. 1	versorgt Sehnen und Bänder	7–10
Calcium phosphoricum Nr. 2	versorgt die Muskeln	20
Ferrum phosphoricum Nr. 3	fördert die Durchblutung	20–30
Kalium phosphoricum Nr. 5	fördert die Regeneration zusammen mit Nr. 8	20
Natrium chloratum Nr. 8	regneriert das Knorpelgewebe	20
Natrium phosphoricum Nr. 9	reduziert Säure	20
Silicea Nr. 11	stärkt das Bindegewebe	10

22 Adler Ortho Nr. 1 von Adler Pharma
23 Adler Ortho Nr. 8 von Adler Pharma

Äußerlich wird eine Kombination von Mineralstoffen in Form einer Crememischung angewendet[24].

Bei speziellen Beschwerden wie Tennisarm oder Golfschulter wird die Gelenkecreme nicht nur an Ort und Stelle angewendet. Vielmehr wird sie von der Hals- und Brustwirbelsäule über Schulterblatt und Schulter bis zu der Stelle auf dem Arm, wo der Schmerz sitzt, und ein wenig darüber hinaus aufgetragen und vorsichtig einmassiert. Das wirkt der Ausstrahlung von Schmerzen entgegen. Parallel dazu wird obige Mineralstoffmischung eingenommen. Eine Unterstützung mit dem Basenbad kann ebenfalls erfolgen, solange die betroffenen Nerven nicht entzündet sind.

Die Muskeln sind verhärtet

Unter Myogelosen versteht man knoten- oder wulstartige Verhärtungen der Muskulatur, häufig verbunden mit Berührungsschmerz. Hauptsächlich entstehen sie bei Überbeanspruchung und schränken die Bewegungsfähigkeit enorm ein. Um in das verhärtete Gewebe einzudringen, ist Calcium sulfuricum Nr. 12 notwendig. Es lockert nicht nur das Gewebe, sondern macht es auch durchlässig. Dadurch werden die im Muskelgewebe gestauten Säuren und Schadstoffe beweglich. Das ist oft verbunden mit einem Gefühl wie Muskelkater.

Dann muss mit Natrium phosphoricum Nr. 9 und Natrium sulfuricum Nr. 10 dafür gesorgt werden, dass die anfallenden Belastungsstoffe ausgeschieden werden. Zur Unterstützung des regenerierungsbedürftigen Bindegewebes sollte auch noch Kalium chloratum Nr. 4 eingesetzt werden. Zusätzlich kann die Einnahme der Mineralstoffe durch eine geeignete Auswahl von Nährstoffen aus dem Bereich der orthomolekularen Medizin unterstützt werden[25].

Tipp

Breiauflagen mit Mineralstoffen nach Dr. Schüßler, etwa Zell Fit der Adler Pharma mit seiner einmaligen Zusammensetzung für die Regenerierung des Bindegewebes und Reinigung der Zellen, sind sehr wirksam. Die Säure wird auch durch eine Breiauflage von BaseCare wirkungsvoll abgebaut, wobei die Wärme zusätzlich eine positive Wirkung hat.

Häufig wird bei Muskelkrämpfen ein Magnesiumpräparat angewendet, das eine erschlaffende Wirkung auf die Muskeln hat. Die Ursache der Verkrampfung, nämlich ein Calciummangel, wird damit nicht behoben. Wer Muskelkrämpfe an der Wurzel packen will, dem wird Calcium phosphoricum Nr. 2 in einer reichlichen Menge, etwa jede halbe Stunde eine Tablette, empfohlen.

24 Regidol Gelenkecreme der Adler Pharma

25 Adler Ortho Nr. 2 von Adler Pharma.

Allerdings darf in diesem Zusammenhang nicht versäumt werden, auf die Bedeutung eines guten Schlafplatzes hinzuweisen, denn Muskelkrämpfe entstehen durch ein saures Milieu im Gewebe, das nicht nur durch Milchsäure bei Anstrengungen entsteht, sondern durch einen belastenden Schlafplatz verstärkt wird.

Beim Schlafplatz ist besonders darauf zu achten, dass sich keine Erdstrahlen, Wasseradern oder gar Verwerfungen unter dem Bett befinden. Ein Radiästhet oder Geopathologe kann das herausfinden. Die optimale Schlafrichtung ist Nord-Süd mit dem Kopf im Norden. Bei Häusern an Berghängen sollte allerdings der Kopf Richtung Hang liegen und an fließenden Gewässern gegen die Flussrichtung. Das Schlafzimmer sollte möglichst wenig Einrichtungs- und Ziergegenstände enthalten, vor allem keine Spiegel oder Kristalllüster. Elektrogeräte haben ein Energiefeld, das den Schlaf ebenfalls stören kann. Netzfreischaltgeräte reduzieren störende elektromagnetische Energiefelder von Stromleitungen. Bett und Matraze aus natürlichen Materialien (Holz, Rosshaar, Baumwolle) und ohne Metall fördern den Schlaf.

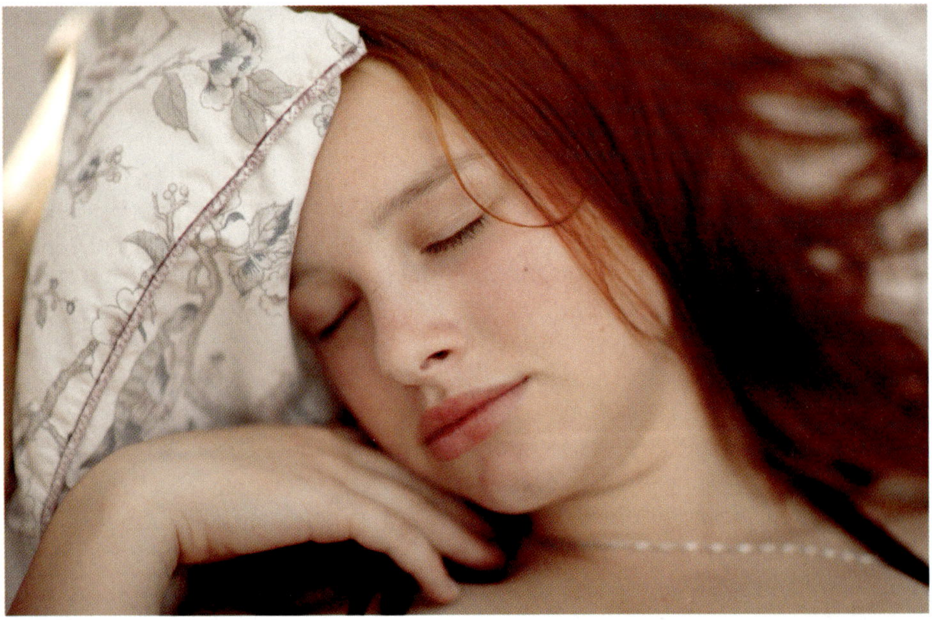

▲ Kaum etwas anderes fördert das Wohlbefinden so sehr wie guter Schlaf.

Ausblick auf den Ausstieg (52 bis 60 Jahre)

Immer öfter wird in dieser Phase an den mehr oder weniger bald bevorstehenden Ausstieg aus dem Beruf gedacht. Dieser bringt innerlich die Grundfesten ins Wanken, Fundamente, die Jahrzehnte gehalten haben.

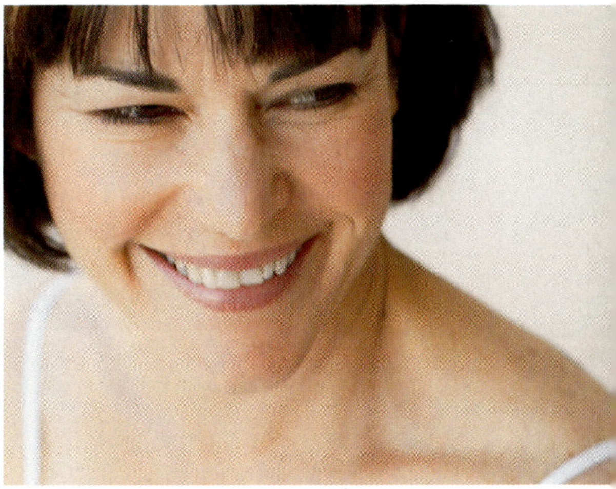

Selbstbewusstsein macht schön.

Das Älterwerden lässt sich nicht mehr verleugnen

Um die 50 lassen sich die gelebten Jahre nicht mehr verleugnen. Der Körper ist eben keine 20 mehr, wie sehr wir uns auch darum bemühen, jugendlich zu erscheinen. Doch manches vermeintliche körperliche Manko lässt sich durch die in den Stürmen des Lebens gewonnene Gelassenheit und Lebenserfahrung mehr als wettmachen. Auch die Lebensgewohnheiten ändern sich in Richtung einer ökonomischeren Einteilung.

Für Frauen bringen diese Jahre große Veränderungen. Das Ende der Wechseljahre bedeutet einen sicht- und fühlbaren Einschnitt, der bei Männern in einer solchen Ausprägung nicht vorkommt. Verbunden damit ist der Verlust der Fortpflanzungsfähigkeit – oft genug immer noch mit dem Verlust der Weiblichkeit gleichgesetzt. Dies geht meist mit einer Traurigkeit einher, der wohl keine Frau entgehen kann. Der Abschied von der Fähigkeit, Kinder zu gebären, kann das ganze Selbstverständnis in Frage stellen. Es sind nicht nur die merkbaren körperlichen Veränderungen wie Hitzewallungen, Probleme mit dem Gewicht und Veränderungen der Hautstruktur, die Frauen zu schaffen machen. Vor allem wird der Alterungsprozess mit dem Ausbleiben der Regelblutung ganz real erfahrbar. Auch wenn heute Frauen mit 50, 60 oder 70 Jahren nicht mehr wie ihre Mütter oder Großmütter aussehen und auch beruflich und gesellschaftlich aktiv sind, schleicht sich meist doch die Sorge ein, ob frau noch attraktiv, eine „richtige" Frau ist. Gerade in dieser Zeit können die Schüßler-Mineralstoffe eine wichtige Unterstützung für den Körper sein und damit auch psychisch stabilisieren.

Dynamisch oder statisch?

Das Selbst, das wir bei uns vorfinden, ist zusammengewürfelt aus vielen Komponenten. Haben wir uns um die 40 endlich aus den übergestreiften Mustern der Kindheit befreien können und ein neues Einverständnis zu uns selbst gefunden, stellen wir fest, dass dieses Selbst, dieses „Wie-Sein" im Leben, immer wieder verändert werden muss.

Früher galt die Treue zu sich selbst, zu seinen Prinzipien und Grundsätzen zu stehen, als etwas Wertvolles. Heute ist der immerwährende Abschied von liebgewonnenen Gewohnheiten, Strukturen und Handlungsmodellen gefragt. Das sind zwei einander völlig widersprechende Auffassungen vom Leben.

Jeder Mensch will sein Selbstverständnis leben, was als Selbstverwirklichung beschrieben wird. Leider vertragen statische Menschen nur schwer Kritik, weil die Selbstsicherheit bei diesen Menschen nur in ihrem Selbst, und wie es verwirklicht oder durchgesetzt werden kann, begründet ist. Der dynamische Mensch schafft es irgendwann, dieses Selbst in Frage zu stellen. Insofern wird er auch ein schöpferischer Mensch. Er ist in der Lage, nicht nur sich selbst zu relativieren und seine Ausformung als Mensch als vorläufig zu erleben, sondern auch in einer unentwegten Metamorphose sich ständig verändernd neu zu entwerfen und damit eine lebendige Gestalt zu verwirklichen.

Sicher stellen Sie sich bei all den Veränderungen die Frage, wo denn das Beständige im Leben heute zu finden sei. Auf wen kann man sich noch verlassen, wenn immer wieder etwas anderes gültig ist? Wonach soll man sich ausrichten, wenn es immer neue Orientierungen gibt? Und es gibt da auch die Angst, dass die eigenen Modelle nichts mehr wert sein könnten, obwohl es sehr anstrengend war, sie auszubilden.

Hinweis

Dynamisch orientierte Menschen gehen an Veränderungen, auch an den Ausblick auf den Ausstieg aus dem Beruf, mit großem Optimismus heran.

Das sind auch Menschen, die das einzig Verlässliche in einer Zeit der Veränderungen leben, nämlich eine ehrliche, offene und faire Auseinandersetzung mit den Problemen, die sich im Zusammenleben stellen. Es ist eine Beziehung, die sich in der Begegnung ereignet in aller Achtung und Würde des Menschseins. Die Beschäftigung mit dem Thema „Vergänglichkeit" kann durchaus dazu führen, das Leben intensiver und bewusster zu leben und zu erleben.

Auf Dauer können dynamische, prozessorientierte Menschen mit statisch orientierten nicht zusammenleben. Es ergeben sich ununterbrochen unüberbrückbare Konflikte! Das kann letztlich nicht gutgehen, denn sonst müsste sich einer von beiden bis in sein tiefstes Wesen verleugnen.

Der Wert der Leistung

Hinter der Arbeit ist noch etwas versteckt, was gerne zur Wertbegründung verwendet wird: die Leistung. Sie hat einen unglaublich hohen Stellenwert in unserer Gesellschaft. Viele Menschen in unserem Kulturkreis leiten ihren Wert (Selbstwert) von der erbrachten Leistung ab. Wer nichts mehr leisten kann, ist nichts mehr wert. Wer unter einem solchen Druck leben muss, ist wirklich arm dran. Ein solcher Mensch kann letztlich an seiner Leistung keine Freude haben. Dabei gibt es auch noch das fatale Missverständnis, dass nur das als Leistung gilt, was in einem offiziellen Arbeitsverhältnis geleistet und mit Lohn als offizieller Anerkennung vergütet wird.

Wie aus Forschungen auf dem Gebiet der Psychotherapie bekannt ist, wird das Phänomen der Depression ausschließlich in Ländern beobachtet, in denen dem „Götzen" Leistung „geopfert" wird. Gemeint ist damit die Unterwerfung des Lebenssinnes fast ausschließlich unter einen einzigen Inhalt, dem der Leistung. In Folge geraten andere lebensnotwendige Bereiche wie Partner, Familie, Kinder, Freunde, Erholung, Urlaub und Hobby aus dem Gesichtsfeld. Sie werden vernachlässigt oder überhaupt nicht mehr gelebt. Das hat nicht nur den Verlust der Freude am Leben zur Folge, sondern vielfach ein Sucht- oder Betäubungsverhalten.

Hinweis

Für die Zufriedenheit im Leben ist es notwendig, seinen Leistungsanspruch zu relativieren und ein ausgewogenes Verhältnis zwischen Leistung und Erholung zu pflegen.

Wer allzu lange gut funktioniert hat, hat das Gefühl, das Leben gehe an ihm vorbei. Manchmal versucht er dann mit drastischen Maßnahmen wie einem vollständigen Ausstieg, sein Leben zum

Besseren zu wenden. Aber der Ausstieg ist letztlich auch keine Lösung.

Von der Zwanghaftigkeit weg führt der Weg zur Lockerung. Kann sich die Person von den inneren Zwängen lösen, wird der Weg frei, von der Überforderung der eigenen Lebensmöglichkeiten wegzukommen. Es entsteht eine realistische Sicht für das eigene Leistungsvermögen. Die dem Leben angemessenen Möglichkeiten der Verwirklichung des Eigenen rücken in das Zentrum der Handlungsweise und damit auch eine verantwortungsvolle Lebensplanung.

Intensität in der Partnerschaft

Es gibt sie noch, die intakten Beziehungen, die alle Stürme einer Beziehungsgeschichte überstehen. Zwei Menschen, die zusammen sind, weil sie sich zu einer lebenslangen Auseinandersetzung bekennen. Aber viele Paare sind zusammen aus einer Geschichte von Verstrickungen, die sie meistens nicht zusammen lösen können oder wollen. Oft rüttelt nur einer an den Ketten der Fesselung, während der andere die ach so bequemen Reglementierungen des Lebens beibehalten möchte. Wenn die Frau das gemeinsame Leben ändern möchte, geht der Mann zur nächsten Frau, die bereit ist „mitzuspielen“. Und umgekehrt!

Über die Hintergründe, warum so häufig ältere Männer sich nach einer langjährigen Ehe einer jungen Frau zuwenden und mit ihr eine neue Familie gründen, ist schon viel geschrieben worden. Ein Grund ist sicher, dass sich ein Mann mit einer jungen Frau an seiner Seite selbst wieder jung fühlt. Er kann die Auseinandersetzung mit seinem Alter, zunächst zumindest, verdrängen. Und die Frauen? Ist es das Vaterdefizit, das viele junge Frauen in die Arme älterer Herren treibt, wie Julia Onken in ihrem sehr lesenswerten Buch „Altweibersommer“ darlegt? Junge Frauen, die von ihren Vätern vernachlässigt oder gar vergessen wurden und die nun Trost bei Männern im Alter ihrer Väter suchen?

Um kein Missverständnis entstehen zu lassen: Es geht uns nicht darum, bestimmte Formen von Beziehungen zu verdammen. Als Lebenskunst sehen wir es aber an, sich ernsthaft mit sich selbst, seinen eigenen Wünschen, Vorstellungen und seelischen Verstrickungen, aber auch mit denen des Partners auseinanderzusetzen und an dieser Auseinandersetzung zu wachsen. Verdrängen, sei es durch das Festhalten an einer langjährigen, erstarrten Beziehung oder durch das Springen von einem Partner

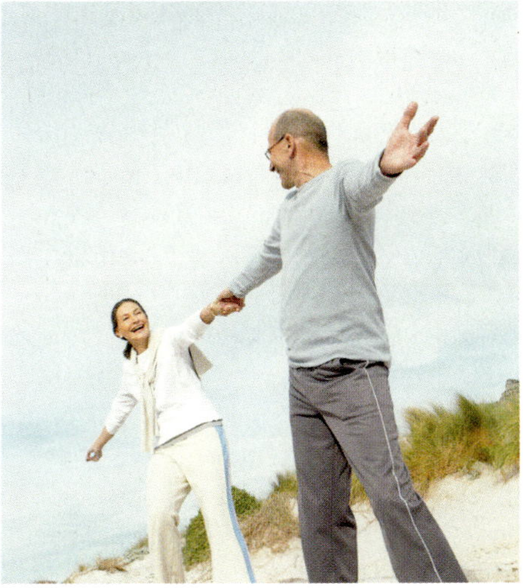

▲ Endlich wieder mehr Zeit füreinander haben.

zum nächsten, kann nie zu einem zufriedenen und gelingenden Leben führen.

Herausforderung Zweisamkeit

In dieser Phase wird aus der Familie meist wieder ein Paar. Die Kinder verabschieden sich aus dem Elternhaus, gründen vielleicht selbst eine Familie. Wenn dann zum Beispiel das erste Mal Weihnachten ohne die Kinder gefeiert wird, ist es ganz eigenartig. Die Rolle von Mutter und Vater mit der gemeinsamen Sorge um die Kinder tritt in den Hintergrund. Aus der großen Familie wird eine ganz kleine, eine Partnerschaft, die neu gelingen muss.

Gerade auf die Beziehung kommen jetzt große Anforderungen zu. Die größte Gefahr besteht darin, nur noch nebeneinanderher zu leben, möglicherweise in einem guten und bewährten Arrangement. Aber man merkt doch, dass etwas nicht stimmt, die Lebendigkeit nicht mehr vorhanden ist. In dieser Zeit müssen sich die Partner wieder neu finden, möglicherweise wieder lernen, als Paar zusammen zu leben.

In den großen Städten sind die Singlehaushalte in der Überzahl. Doch wollen die Menschen wirklich alleine alt werden? Jeder sucht Geborgenheit, die aber nicht nur in einer Partnerschaft zu finden ist. Familie, Freunde, Nachbarn und andere Menschen, denen wir offen begegnen, können ein unterstützendes Netzwerk bilden, in dem sich der Einzelne aufgehoben fühlt. Wer nach mehr oder weniger großen Misserfolgen die Segel für eine Beziehung, in welcher Form auch immer, nicht streichen will, sollte sich in einer professionellen Beratung Hilfe holen. Auf der körperlichen Ebene kann die Power-Mischung (siehe Seite 55) einen Beitrag liefern, etwas mutiger die Probleme anzugehen.

Eine Beziehung aufzubauen bedeutet emotionalen Aufwand und so manche oder mancher wollen sich nicht mehr wehtun. Es ist ja leicht, dem anderen die Schuld zuzuschieben und den eigenen Anteil zu verdrängen.

Sorge um Jung und Alt in der Familie

In der Beziehung zu den Eltern, sofern sie aufrechterhalten wurde, wird festgestellt, dass sie jetzt doch sehr alt werden. Die Eltern werden gebrechlich! Viele Frauen sind in dieser Phase auch mit der Pflege von Angehörigen belastet

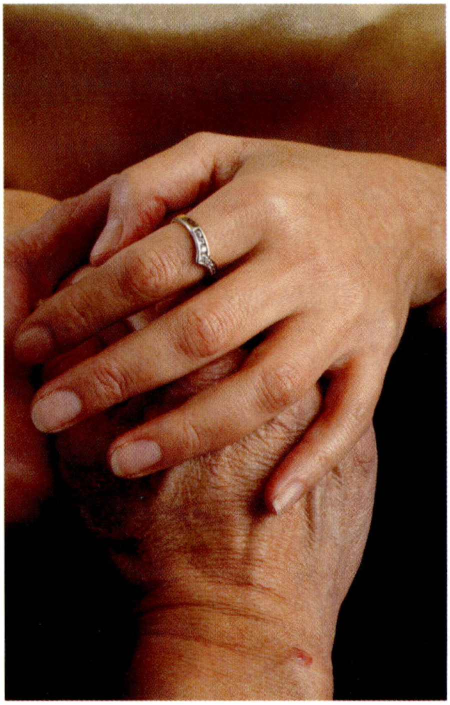

▲ Im Alter kann eine neue Nähe zwischen Eltern und Kindern entstehen.

oder müssen entscheiden, ob die Eltern in ein Altenheim kommen sollen. Das erfordert viel Kraft, auch nervliche, die mit 20 bis 30 Tabletten Kalium phosphoricum Nr. 5 täglich in Kombination mit Adler Ortho Nr. 5 gestärkt werden kann. Nicht immer ist es möglich, selbst die Pflege zu übernehmen, doch die Unterbringung in einem Altenheim bereitet Schuldgefühle. Das wird häufig als ein „Abschieben" empfunden und oft genug vom Umfeld verurteilt. Doch oft ist es besser, die Pflege Fachkräften zu überlassen und mit dem Angehörigen die weniger belastete Zeit etwa mit Gesprächen, Spaziergängen oder Ausflügen zu verbringen.

Da stellt man sich auch die Frage: „Wie wird es mir einmal ergehen?" Die eigenen Enkelkinder kommen ab und zu zu Oma und Opa. Aber leider zu selten. Die Großfamilie von früher gibt es ja nicht mehr. Da waren drei Generationen unter einem Dach vereint. Heute leben die Familien in kleineren Wohneinheiten. Die Kleinfamilie ist die übliche Form des Zusammenlebens. Die Älteren müssen sich dann auch um Begegnungsmöglichkeiten an anderen Orten, in Kaffeehäusern, beim Kartenspielen, Wandern, in Singgruppen oder Vereinen, bemühen.

Die letzten Jahre im Beruf

Da Männer traditionell immer noch an das Berufsbild gebunden sind und die Arbeit als ihre Wertbegründung begreifen, ist der Beruf für sie in diesem Lebensabschnitt von ganz besonderer Bedeutung. Allerdings gibt es auch immer mehr Frauen, die sehr interessante Berufe ausfüllen, selbst wenn in Zeiten einer Bundeskanzlerin die Karrierewege für Frauen in Deutschland nicht leichter geworden sind.

Gerade in der mehr oder weniger unmittelbaren Zeit vor der Pensionierung sitzen viele „fest im Sattel“. Sie haben sich auf ihrer Arbeitsstelle eingelebt und können sie auch optimal erfüllen. Auch im wirtschaftlichen Bereich sind sie in einer günstigen Situation. Die Kinder sind schon aus dem Haus, auch die Partnerin verdient, so dass sich die beiden fast jeden Wunsch erfüllen können.

Doch eine absolute Sicherheit des Arbeitsplatzes gibt es heute kaum noch. Wenn aus irgendeinem Grund die so sicher scheinende Position ins Wanken gerät, kommt Verunsicherung auf. Wer rechtzeitig vorgesorgt hat, kann sich doch einigermaßen beruhigt zurücklehnen. Doch es geht dabei nicht nur ums Finanzielle. Eine Kündigung wird oft als Abschiebung empfunden, das Selbstwertgefühl kann, zumindest vorübergehend, beträchtlichen Schaden nehmen. Hier hilft die Mischung für den Schock (siehe Seite 85).

Noch immer Höchstleistungen erbringen

Manchmal gibt es aber auch das Glück, noch einmal eine große berufliche Herausforderung meistern zu können, zu zeigen, dass man noch nicht zum „alten Eisen“ gehört. Aber auf der anderen Seite lässt das Arbeitstempo nach, das Lernen geht nicht mehr so leicht, und es sind sehr viele Änderungen zu bewältigen. Die Versorgung des Körpers mit den Schüßler-Mineralstoffen ist dann besonders wichtig. Das Mittel der Wahl bei großen Herausforderungen ist die Power-Mischung (siehe Seite 55).

Die Gedächtnisleistung verringert sich durch die Einlagerung von Schwermetallen und Aluminium im Gehirn, die in unserer heutigen Umwelt fast unvermeidbar ist. Für die Ausleitung der Schwermetalle und damit die Erhöhung der Gehirnleistung kann folgende Mischung angewendet werden: Natrium chloratum Nr. 8, Natrium sulfuricum Nr. 10, Calcium sulfuratum Nr. 18, Kalium-Aluminium sulfuricum Nr. 20 und Selenium Nr. 26. Von den Mineralstoffen sind täglich je zehn Tabletten über einen Zeitraum von einigen Wochen bis zu Monaten einzunehmen. Es gibt die Mischung auch fertig zubereitet in Pulverform[26]. Bei einer stärkeren Belastung in diesem Bereich kann bei der Einnahme der Mineralstoffe ein metallischer Geschmack entstehen.

Allerdings kann auch eine verringerte Gehirndurchblutung die Leistungsfähigkeit beeinträchtigen. Manchmal liegt das ganz einfach daran, dass zu wenig getrunken wird. Ein bis eineinhalb Liter Liquorflüssigkeit muss täglich gebildet werden, damit Gehirn und Rückenmark ausreichend mit Nährstoffen versorgt werden können. Deshalb sollten Sie täglich mindestens zwei Liter Flüssigkeit trinken, am besten Wasser oder dünnen Früchte- oder Kräutertee. Unterstützend wirken hier folgende Mineralstoffe: Ferrum phosphoricum Nr. 3, Kalium phosphoricum Nr. 5 und Natrium chloratum Nr. 8 in einer Dosierung von täglich je zehn Tabletten. Auch Gingko und Ginseng stärken das Gehirn. Unter Umständen hilft auch eine geeignete Kombination aus dem Nährstoffbereich[27].

Durchblutungsstörungen sind meist auf eine zunehmende Verengung der Adern durch Arteriosklerose zurückzuführen (siehe auch „Das tödliche Quartett", Seite 122). Das kann zu Schwindelanfällen führen, vor allem wenn die Halsschlagader betroffen ist. In diesem Fall sollten folgende Mineralstoffe sehr lange eingenommen werden: Calcium fluoratum Nr. 1, Natrium phosphoricum Nr. 9 und Silicea Nr. 11. Außerdem kann hier auch die äußere Anwendung in Form einer Cremegelmischung erfolgreich angewendet werden.

Schwindelanfälle können auch auf einem Energiemangel oder einer Sauerstoffunterversorgung beruhen. Bei Energiemangel, der sich durch Müdigkeit bis hin zur Erschöpfung zeigt, fehlt Kalium phosphoricum Nr. 5, von dem viertelstündlich eine Tablette genommen werden sollte. Eine Sauerstoffunterversorgung, bei der die Konzentrationsfähigkeit gestört ist, kann durch eine reichliche Einnahme von bis zu viertelstündlich eine Tablette Ferrum phosphoricum Nr. 3, Kalium phosphoricum Nr. 5 und Natrium chloratum Nr. 8 abgebaut werden.

Haltung bewahren

Ein großer Teil der arbeitenden Bevölkerung kann es kaum erwarten, in den so genannten wohlverdienten Ruhestand zu treten. Freude kommt auf – endlich Pension, endlich den Job los. Vor allem in körperlich sehr belastenden Berufen zeigt sich, dass die Gesundheit gelitten hat. Kaum jemand über 50 Jahren leidet heute nicht an Rückenschmerzen.

Haltungsschwächen beginnen oft schon in der Grundschule, wo lebendige, be-

26 Hepaxen der Adler Pharma
27 Adler Ortho Nr. 5

wegungshungrige Kinder über Stunden zum Ruhigsitzen gezwungen werden. Dazu kommen später viele Stunden am Schreibtisch vor dem Computer oder bei schwerer Arbeit auf der Baustelle, vor Maschinen oder im Auto. Darunter leiden besonders die Bandscheiben.

Die Bandscheiben bestehen aus Knorpel und werden hauptsächlich mit Hilfe von Natrium chloratum Nr. 8 in den Stoffwechsel eingebunden. Von Bedeutung ist auch der Faserring, der die Bandscheibe zusammenhält und der auf den Betriebsstoff Calcium fluoratum Nr. 1 angewiesen ist. Das Knorpelgewebe selbst benötigt zur Quervernetzung der Strukturen auch Manganum sulfuricum Nr. 17, Cuprum arsenicosum Nr. 19 und Zincum chloratum Nr. 21. Bei Bandscheibenschäden können diese vier Mineralstoffe (auch als Cremegelmischung[28] regelmäßig aufgetragen), viel trinken und eine Speisesalzreduktion zur Regeneration beitragen, die allerdings viel Zeit benötigt.

Bei Rückenschmerzen hat sich folgende Mischung, auch zur äußerlichen Anwendung, bewährt:

Mineralstoff	Aufgabenbereich	Stückzahl/Tag
Calcium fluoratum Nr. 1	stärkt Sehnen und Bänder, sorgt für Elastizität	7–10
Calcium phosphoricum Nr. 2	regeneriert die Muskeln	10
Ferrum phosphoricum Nr. 3	lindert Schmerzen	20
Kalium phosphoricum Nr. 5	sorgt für Regeneration	10–20
Natrium chloratum Nr. 8	stärkt Knorpelgewebe, Sehnen und Bänder	20
Natrium phosphoricum Nr. 9	fördert den Abbau von Säure	10–20
Silicea Nr. 11	stärkt das Bindegewebe, baut Säure ab	7–10
Calcium carbonicum Nr. 22	festigt die Knochenoberfläche	7

28 Regidol Gelenkecreme der Adler Pharma

Spannungen zeigen sich im Rücken

Ob beim Aufstehen aus dem Bett, beim Aussteigen aus dem Auto oder beim Aufheben von Lasten: Plötzlich gibt es einen äußerst schmerzhaften Stich, dann geht nichts mehr. Jede noch so kleine Bewegung ist mit heftigsten Schmerzen verbunden. Ein sogenannter Hexenschuss ist äußerst schmerzhaft und passiert meist plötzlich und ohne Vorwarnung.

Schuld daran sind in den allermeisten Fällen Muskelverspannungen. Ursachen können einseitige Beanspruchungen, körperlich schwere Arbeit, Belastungen durch einen gestörten Schlafplatz, aber auch Stress und seelische Belastungen sein. Wer mit vielem belastet ist, viel zu tragen hat, ist besonders gefährdet. Zum Glück ist nur selten ein Bandscheibenvorfall Auslöser der Schmerzen.

Erste Hilfe leistet in akuten Fällen die „heiße Sieben" (siehe Seite 38). Sie wird mehrmals eingenommen, um die unterschwelligen nervlichen Spannungen zu lindern.

Um die Muskelanspannung zu lösen und langfristig die Bandscheiben zu entlasten, ist folgende Mischung von Mineralstoffen hilfreich. Sie wird auch äußerlich als Cremegelmischung[29] angewendet:

Mineralstoff	Aufgabenbereich	Stückzahl/Tag
Calcium fluoratum Nr. 1	sorgt für Elastizität	7–10
Calcium phosphoricum Nr. 2	entspannt die Muskeln	20
Ferrum phosphoricum Nr. 3	lindert Schmerzen	20–30
Kalium phosphoricum Nr. 5	gibt Energie und Nervensubstanz	10
Magnesium phosphoricum Nr. 7	stärkt die Muskelkraft	10
Natrium chloratum Nr. 8	baut Knorpelgewebe auf	20
Silicea Nr. 11	lindert Nervenschmerzen, stärkt das Bindegewebe	10

29 Regidol Gelenkcreme

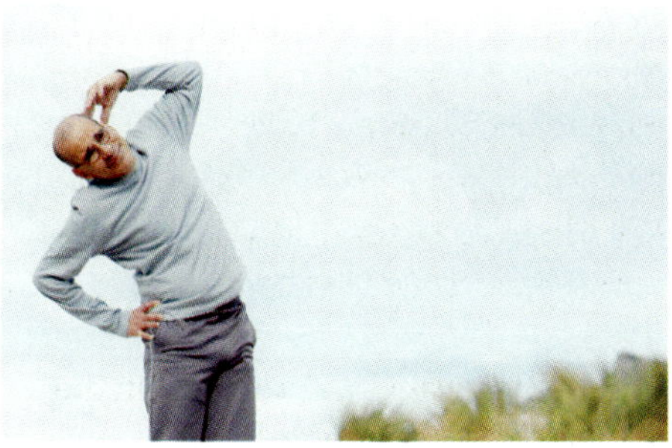

▲ Rückenschmerzen sind zu einer Volkskrankheit geworden.

Bei einer Anwendung dieser Mischung über mehr als einige Tage muss Natrium phosphoricum Nr. 9 zusätzlich gegeben werden. Silicea Nr. 11 löst unter anderem Säure, die ausgeschieden werden muss.

Den Durchblick bewahren

Auch die Augen leiden, besonders bei der Arbeit am Bildschirm. Wer erst in diesem Alter eine Brille benötigt, kann von Glück reden. Bei Alterssichtigkeit ist die Anpassungsfähigkeit des Auges herabgesetzt. Natrium chloratum Nr. 8 ist der Mineralstoff für die Augen. Er findet bei trockenen Augen Anwendung. Wenn sich entzündliche Prozesse, erkennbar an geröteten Augen, anbahnen, kommt Ferrum phosphoricum Nr. 3 dazu. Dann sollte über längere Zeit jede viertel bis halbe Stunde je eine Tablette der beiden Mineralstoffe eingenommen werden. Natrium chloratum Nr. 8 in der gleichen Dosierung hilft, wenn die Augen beim geringsten Luftzug oder im Freien sofort stark zu tränen beginnen.

Plötzliche Stille oder ständige Geräuschkulisse

Ein **Hörsturz** kommt meist wie ein Blitz aus heiterem Himmel. Plötzlich hört man auf einem oder beiden Ohren nicht mehr, Ohrgeräusche und Schwindel sind oft Begleiterscheinungen. Am häufigsten tritt ein Hörsturz zwischen dem 50. und 60. Lebensjahr auf. Ursache sind Durchblutungsstörungen. Doch auch Hektik und Stress im Beruf und in der Freizeit begünstigen die Krankheit. Folgende Mineralstoffe aus der Biochemie nach Dr. Schüßler sind hier begleitend zur ärztlichen Behandlung anzuwenden: Ferrum phosphoricum Nr. 3, Kalium phosphoricum Nr. 5, Magnesium phosphoricum Nr. 7 und Natrium chloratum Nr. 8, je 10 bis 30 Tabletten täglich. Vor allem bei einem akuten Hörsturz ist eine massive Versorgung mit Ferrum phosphoricum Nr. 3 notwendig. Eine Einnahme bis zu 200 Tabletten kann sinnvoll sein.

Ständige **Ohrgeräusche** (Tinnitus) sind eine schwere Belastung, die den Betroffenen zur Verzweiflung treiben können. Die Behandlung mit den Schüßler-Mineralstoffen hängt von den Ursachen ab:

- Lässt die Elastizität der Blutgefäße im Ohr nach und überträgt sich das Rauschen der Schlagader in der Frequenz des Pulses auf das Innenohr, werden Calcium fluoratum Nr. 1 und Ferrum phosphoricum Nr. 3 benötigt.

- Wechselnde Töne brauchen Calcium phosphoricum Nr. 2. Sie können von einer Verspannung im Nackenbereich herrühren.
- Brummen oder kurzes Pfeifen braucht viel Ferrum phosphoricum Nr. 3.
- Ein hohes Pfeifen im Ohr ist immer auf eine Abnützung der Haarzellen im Innenohr zurückzuführen. Das verlangt nach folgenden Mineralstoffen: Ferrum phosphoricum Nr. 3, Kalium phosphoricum Nr. 5 und Natrium chloratum Nr. 8. Doch nicht immer ist eine Regeneration möglich.
- Bei gleich bleibenden Ohrgeräuschen werden folgende Mineralstoffe eingesetzt: Calcium fluoratum Nr. 1, Kalium chloratum Nr. 4, Natrium phosphoricum Nr. 9 und Silicea Nr. 11.

Das **Menier'sche Syndrom** führt zu massivem Schwindel und Ohrgeräuschen. Am Ende kann die Ertaubung stehen. Folgende Mineralstoffe aus der Biochemie nach Dr. Schüßler sind hier, neben der ärztlichen Behandlung, anzuwenden: Ferrum phosphoricum Nr. 3, Kalium phosphoricum Nr. 5, Magnesium phosphoricum Nr. 7 und Natrium chloratum Nr. 8. Für die Elastizität der Innenohrhäute wird Calcium fluoratum Nr. 1 gebraucht.

Schon jetzt an die Zeit nach der Pensionierung denken

Es gibt allerdings auch die Möglichkeit, dass der Übergang in die Pensionierung verdrängt wird. Das kann Vogel-Strauß-Politik werden, wenn etwa eine zusätzliche Altersvorsorge unterbleibt. Man bleibt dem eigenen Leben etwas schuldig, wenn man seine Lebensplanung nicht ernst nimmt. Hier soll natürlich nicht der Übertreibung das Wort geredet werden, das wäre schlimm.

In dieser Zeit vor dem Übertritt in ein Leben ohne fix geregelte Arbeitszeit und einen Arbeitsvertrag ist es von allergrößter Bedeutung, für sich Bereiche zu finden, die nach der Pensionierung das Leben nicht nur ausfüllen, sondern erfüllen. Die schon immer gehegten Wünsche nach einem bestimmten Hobby könnten ausgegraben werden. Der Garten, die Wohnung, das Haus! Auch wenn man noch nie einen Hammer in der Hand hatte – alles kann man lernen. Aber es gibt auch noch viele unerfüllte Wünsche, vielleicht Reisen, Kuren oder kulturelle Veranstaltungen. Sicher haben Sie sich auch Ziele und Aktivitäten für später aufgehoben, die dann den entscheidenden Übergang leichter machen.

Der große Wandel

Mit der Menopause wechselt die Frau in einen neuen Lebensraum, wo sie Unterstützung und Verständnis braucht. Selbstzweifel quälen und die Frage „Werde ich alt?" wird innerlich häufig formuliert. Die Wechseljahre können das gesamte Leben aus den Angeln heben.

Die massive Hormonumstellung ist zum einen verbunden mit zahlreichen körperlichen Umstellungen. Doch im Verlauf der Wechseljahre erlebt manche Frau auch eine seelische Achterbahnfahrt, die sowohl von der nachlassenden Östrogenproduktion wie auch von den Reaktionen auf die Veränderungen des Körpers hervorgerufen wird. Eine ausführliche Beschreibung des Geschehens der Menopause aus dem Blickwinkel der Biochemie nach Dr. Schüßler finden Sie in unserem Buch „Schüßler-Salze für Frauen" (siehe Literaturverzeichnis, Seite 160).

Die Hitze kommt plötzlich

Insgesamt geht es um umwälzende Veränderungen, die mit Kalium arsenicosum Nr. 13 in Verbindung gebracht werden können. Für die mit dem Hormonabfall einhergehenden Schilddrüsenprobleme und quälenden Schweißausbrüche (Hitzewallungen) gibt es folgende, sehr wirksame praxiserprobte Mischung:

Mineralstoff	Aufgabenbereich	Stückzahl/Tag
Kalium arsenicosum Nr. 13	hilft bei der inneren Umstellung	10
Kalium bromatum Nr. 14	beruhigt	20
Kalium iodatum Nr. 15	unterstützt die Schilddrüse, regt die Calcitoninausschüttung an	10
Lithium chloratum Nr. 16	hilft bei der Regulation der Schilddrüse	10
Aurum chloratum natronatum Nr. 25	unterstützt den Rhythmus im Leben der Frau	20

Probleme mit der Figur

Um die 50 nehmen viele Menschen zu. Ursache ist der sinkende Grundumsatz, das heißt, die notwendige Energiemenge, die zur Aufrechterhaltung des Stoffwechsels notwendig ist, wird geringer. Bei Frauen wird diese physiologische Komponente noch zusätzlich durch die verringerte Hormonproduktion verstärkt. So braucht eine Frau nach den Wechseljahren ein Drittel weniger Kalorien als vorher.

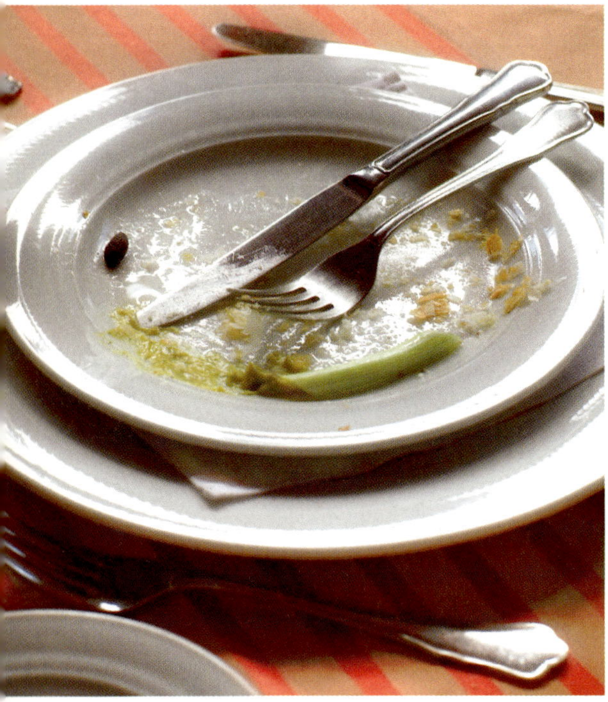

▲ Essen ist Lebensqualität. Gönnen Sie sich lieber qualitativ hochwertige Nahrung statt minderwertigem Essen.

Sowohl mehr Bewegung als auch die Umstellung der Ernährung sind die Alternativen, um das Gewicht zu halten oder zumindest eine auch gesundheitlich bedenkliche Gewichtszunahme zu verhindern. Ein übermäßiges Hungergefühl kann mit folgender Mischung reguliert werden: Kalium phosphoricum Nr. 5, Kalium sulfuricum Nr. 6, Magnesium phosphoricum Nr. 7, Natrium chloratum Nr. 8, Natrium phosphoricum Nr. 9, Natrium sulfuricum Nr. 10, Selenium Nr. 26 und Kalium bichromicum Nr. 27. Von diesen Mineralstoffen werden jeweils fünf bis sieben Tabletten – von Kalium bichromicum Nr. 27 zehn Tabletten – täglich eingenommen.

Hinweis

Auch beim Essen gilt: Qualität vor Quantität. Gönnen Sie sich kleinere Mengen hochwertiger Lebensmittel, die Sie bewusst genießen.

Sollte sich beim Essen schon nach wenigen Bissen ein Völlegefühl einstellen, helfen 20 bis 30 Stück Kalium sulfuricum Nr. 6 täglich der Bauchspeicheldrüse, wieder genügend Enzyme zu produzieren. Bei einer Anwendung von mehr als wenigen Tagen muss Natrium sulfuricum Nr. 10 in gleicher Dosierung dazu genommen werden.

Bei bereits bestehendem Übergewicht kann folgende Mineralstoffkombination, je 10 bis 20 Tabletten täglich, mithelfen, vor allem das Hungergefühl einigermaßen in den Griff zu bekommen: Natrium chloratum Nr. 8, Natrium phosphoricum Nr. 9, Natrium sulfuricum Nr. 10, Calcium sulfuricum Nr. 12, Aurum chloratum natronatum Nr. 25 und Kalium bichromicum Nr. 27.

Fett ist nicht die einzige Ursache für Übergewicht

Meistens glauben Menschen, dass Fett die Hauptursache für Dickleibigkeit ist. Doch das ist zu wenig. Es gibt grundsätzlich eine Dickleibigkeit durch Fett, aber auch eine durch eine zu hohe Eiweißaufnahme, die so genannte Eiweißdickleibigkeit, und eine durch eine Überlastung an Schadstoffen, die Schadstoffdickleibigkeit.

Vielfach werden dem Körper bei den verschiedenen Versuchen abzunehmen Belastungen zugemutet, die nicht ohne Folgen bleiben. Aus diesem Grund haben wir ein Buch geschrieben mit dem Titel „Gesund abnehmen mit Schüßler-Salzen“ (siehe Literaturverzeichnis, Seite 160), bei dem die Betonung auf „gesund“ liegt. Von den Bausteinen für eine erfolgreiche Verringerung des Körperumfanges sind die Mineralstoffe nach Dr. Schüßler (in einer geeigneten Kombination[30]), ein Basenbad[31], ein geeigneter Stoffwechseltee[32], moderate Bewegung und eine sanfte Umstellung der Ernährung von besonderer Bedeutung.

30 Zell Fit Adler Pharma
31 BaseCare der Adler Pharma

Traurigkeit stellt sich ein

Die Östrogene spielen eine wichtige Rolle für die Psyche. Sie tragen zur seelischen Stabilität bei. Bei einem Absinken des Hormonspiegels stellen sich daher oft Stimmungsschwankungen und Stimmungstiefs ein. Lebensfreude und Antrieb können abnehmen, ein Gefühl der Leere entsteht.

Wenn eine gewisse Niedergedrücktheit, ja fast depressive Verstimmung aufkommt, dann sollten folgende Mineralstoffe eingenommen werden: Calcium fluoratum Nr. 1, Ferrum phosphoricum Nr. 3, Kalium phosphoricum Nr. 5, Natrium chloratum Nr. 8, Kalium bromatum Nr. 14, Kalium iodatum Nr. 15 und Calcium carbonicum Nr. 22, jeweils zehn Stück täglich.

Eine depressive Stimmung darf nicht mit einer klinischen Depression verwechselt werden. Die Abklärung und die notwendige Behandlung einer Depression liegen ausschließlich bei einem Facharzt! Sollten Sie mehrere der unten aufgeführten Warnsignale an sich feststellen, wenden Sie sich umgehend an einen Arzt.

32 Stoffwechseltee der Adler Pharma

WIE ERKENNE ICH …

Depressionen

Anhaltende gedrückte Stimmung, verminderter Antrieb, manchmal auch Ruhelosigkeit, Ängstlichkeit, Pessimismus, Hoffnungslosigkeit, Verlust von Selbstvertrauen und Selbstwertgefühl, Konzentrations- und Denkstörungen, Schlafstörungen mit frühem Erwachen, Appetitverlust, körperliche Symptome wie Schmerzen, Selbstmordgedanken.

Bin ich noch begehrenswert?

Das Thema Alterung und Attraktivität spielt bei der Frau immer wieder eine wichtige Rolle. Hintergrund ist, dass der Kampf gegen die Alterung vor allem des Körpers in dieser Altersphase eine besondere Intensität erreicht. Eine ganze Industrie verdient als vermeintlicher Erfüllungsgehilfe dabei Unsummen. Eine unübersehbare Fülle an modischem Zubehör, Körperpflege- und Kosmetikprodukten verspricht, Alterungsprozesse zu verstecken oder zu mildern. Wenn es mit der dekorativen Kosmetik nicht geht, dann muss das Gebiet der Schönheitsoperationen beschritten werden, heute schon immer mehr von Jüngeren. Fast jede Frau ertappt sich irgendwann dabei, wie sie den Versprechungen der Werbeindustrie glaubt. Zwar durchschaut sie die Lügen glasklar und hat dennoch den Wunsch, das Vorgegaukelte zu glauben. Diese Erfahrung kann durchaus verstörend sein.

Vergessen wird häufig, dass es nicht das Aussehen allein ist, das jemanden attraktiv macht. Eine gepflegte Erscheinung, selbstverständlich, doch wichtig ist auch die Ausstrahlung, die stark damit zusammenhängt, wie man sich und seinen Körper akzeptiert. Eine Frau, die stolz die Zeichen eines gelebten Lebens trägt, ist attraktiver als eine, die jeder Werbebotschaft hinterrennt oder vor lauter Wegschneiden von Falten und Pölsterchen kaum noch Mimik zeigt. Magnesium phosphoricum Nr. 7 hilft vor allem Frauen dabei, die innere nervliche Spannung abzubauen und neue Selbstsicherheit zu gewinnen.

Hinweis

Ältere Frauen haben keine heutigen Vorbilder mehr. Es gibt kaum noch Frauen, die dem Reichtum ihres tatsächlichen Alters entsprechend selbstbewusst in Erscheinung treten.

Wenn es um die Alterung des Körpers geht, wissen wir, dass sie letztlich nicht aufzuhalten ist. Sie kann aber wesentlich beeinflusst werden, wenn wir Freie Radikale eindämmen (siehe Seite 65). Bei den Veränderungen der Haut helfen die bereits zuvor angegebenen Mineralstoffe (siehe Seite 71).

Sex – ein Tabuthema?

Viele Frauen entdecken erst mit dem Eintreten der Wechseljahre ihre Sexualität. Ohne Angst vor einer Schwangerschaft können sie sich jetzt freier fühlen und ihren eigenen Wünschen näherkommen. Doch es gibt Hemmnisse auf dem Weg zu einer erfüllenden Sexualität. Das Gefühl, nicht mehr attraktiv zu sein, oder die Angst, ein Mann könne sich vor ihrem Körper ekeln, lässt viele Frauen vor sexuellen Begegnungen zurückschrecken. In diesem Zusammenhang sollte auch darauf verwiesen werden, dass es nur ganz wenige Filme gibt, in denen dargestellt wird, wie sich ältere Menschen sexuell begegnen. Und noch viel weniger, wo ein jüngerer Mann einer älteren Frau sexuell begegnet.

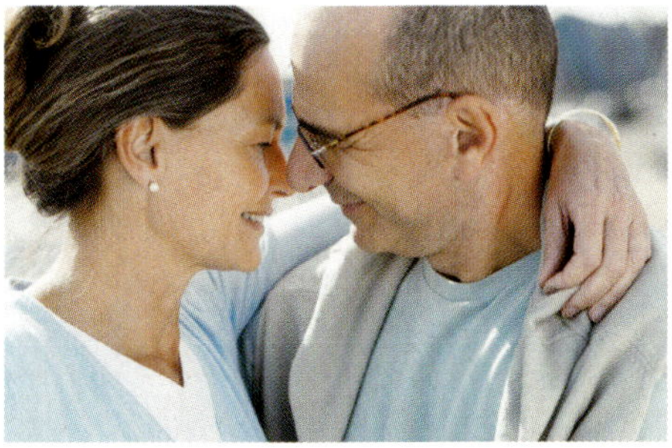

▲ Auch Ältere sollten nicht auf körperliche Nähe verzichten.

Doch die Sexualität gehört bis ins hohe Alter zu den Grundbedürfnissen des Menschen. Mit ein wenig Mut und Offenheit kann auch in späteren Jahren eine erfüllende sexuelle Beziehung aufgebaut oder reaktiviert werden.

Mineralstoff	Aufgabenbereich	Stückzahl/Tag
Calcium fluoratum Nr. 1	fördert die Elastizität	7
Ferrum phosphoricum Nr. 3	erhöht die Stoffwechseltätigkeit	20
Kalium chloratum Nr. 4	unterstützt die Drüsentätigkeit	20
Kalium phosphoricum Nr. 5	spendet Energie, sorgt für Regeneration	20
Magnesium phosphoricum Nr. 7	sorgt für Spannung, unterstützt das Herz	10
Natrium chloratum Nr. 8	fördert die Regeneration	10
Silicea Nr. 11	stärkt das Bindegewebe	7–10
Calcium carbonicum Nr. 22	schützt vor Erschöpfung	7

Aufgrund der Hormonumstellung sinkt manchmal die Libido. In der Biochemie nach Dr. Schüßler wird dann Zincum chloratum Nr. 21 in Verbindung mit dem gesamten Vitamin-B-Komplex empfohlen.

Grundsätzlich werden beim Geschlechtsverkehr wichtige Betriebsstoffe verbraucht, die durch einen geeigneten Cocktail (siehe Seite 117), der einige Wochen eingenommen wird, wieder aufgefüllt werden können. Dabei wird die Mineralstoffmischung aufgelöst und schlückchenweise getrunken. Die Kombination mit Adler Ortho Nr. 1 und Nr. 5 ist sehr empfehlenswert.

Hormonsubstitution: ja oder nein?

Die Hormonsubstitution wird heftig diskutiert. Auf der einen Seite lindern Hormongaben die körperlichen und seelischen Beschwerden der Wechseljahre. Auf der anderen Seite bergen sie aber auch Risiken wie ein erhöhtes Herzinfarkt- oder Brustkrebsrisiko, von Krampfadern ganz abgesehen.

Hinweis

Die Entscheidung für oder gegen Hormone sollte nach einer ausführlichen Abklärung gemeinsam mit dem Arzt getroffen werden.

Bei leichteren Beschwerden können auch so genannte Phytohormone, Pflanzen wie Rotklee, Traubensilberkerzenwurzel oder Sojaprodukte helfen. Da zu den Phytohormonen noch keine ausreichenden wissenschaftlichen Studien vorliegen, sollten Sie auch damit vorsichtig umgehen und nur in Begleitung eines Arztes Entscheidungen treffen.

Grundsätzlich sollte bedacht werden, dass die Leber mit Hormongaben intensiv beschäftigt wird, wodurch manche andere Aufgabe, wie der Ab- und Umbau von Eiweiß, nicht mehr so optimal erfüllt werden kann. Das kann zu einer nicht unwesentlichen Gewichtszunahme führen. Auf jeden Fall sollte eine Hormonsubstitution mit Mineralstoffen nach Dr. Schüßler begleitet werden. Folgende Kombination kommt dabei in Betracht: Calcium phosphoricum Nr. 2, Ferrum phosphoricum Nr. 3, Kalium chloratum Nr. 4, Kalium sulfuricum Nr. 6, Natrium phosphoricum Nr. 9, Natrium sulfuricum Nr. 10, Kalium arsenicosum Nr. 13, Kalium iodatum Nr. 15 und Aurum chloratum natronatum Nr. 25, je sieben bis zehn Tabletten täglich über einige Monate.

Totaloperation – war das wirklich notwendig?

Zum Glück sind die Zeiten vorbei, in denen allzu schnell zu einer Totaloperation geraten wurde. Immerhin gibt es ja auch Möglichkeiten im alternativen Bereich, durch die vor allem vorbeugend vieles verhindert werden kann. So können sich durch eine Ernährungsumstellung sowie die reichliche Einnahme von Schüßler-Salzen und entsprechenden Nährstoffen erhöhte PAP-Werte des Gebärmutterhalsabstriches durchaus wieder normalisieren. Bei den Operationen wird wegen der Gefahr hormoneller Störungen die Entnahme der Eierstöcke vermieden. Eine psychische Betreuung nach der Operation ist heute selbstverständlich.

Von den Mineralstoffen her gesehen, geht es um die Vorbereitung und Nachsorge für Operationen, die auf Seite 127 beschrieben sind.

Starke Knochen

Osteoporose, die Abnahme der Knochendichte, entsteht als Ergebnis eines Missverhältnisses zwischen Knochenabbau und Knochenaufbau. Die Knochenmasse nimmt von der Kindheit bis zur dritten Lebensdekade (bis zum 30. Lebensjahr) zu und fällt danach progredient (fortschreitend) ab. Mit dem Beginn der Menopause beschleunigt sich der Knochenabbau. Diese Entwicklung läuft mit dem Fortschreiten des Lebensalters parallel, ist aber nicht als typische – und ganz normale – Alterserscheinung anzusehen. Bei der Entstehung von Osteoporose spielen viele Faktoren wie die Ernährung, das Körpergewicht und der Stoffwechsel eine Rolle. In der Biochemie nach Dr. Schüßler empfehlen wir folgende gut wirksame Osteoporosemischung:

Mineralstoff	Aufgabenbereich	Stückzahl/Tag
Calcium fluoratum Nr. 1	baut die Knochenhüllen auf	7
Calcium phosphoricum Nr. 2	hiflt beim Aufbau der Knochen, baut Spannungen ab	10–20
Kalium phosphoricum Nr. 5	regt die Neubildung von Knochengewebe an	10
Magnesium phosphoricum Nr. 7	hilft beim elastischen Knochenaufbau	10
Natrium chloratum Nr. 8	stärkt den Knorpel, regt die Neubildung von Knochengewebe an	10
Natrium phosphoricum Nr. 9	reguliert die Säureausscheidung	10

(Fortsetzung nächste Seite)

Mineralstoff	Aufgabenbereich	Stückzahl/Tag
Silicea Nr. 12	stärkt das Bindegewebe	7
Kalium iodatum Nr. 15	regt die Calcitoninbildung in der Schilddrüse an	7
Manganum sulfuricum Nr. 17	unterstützt die Knorpelbildung	5
Cuprum arsenicosum Nr. 19	hilft bei der Quervernetzung der Faserstrukturen	5
Zincum chloratum Nr. 21	hilft bei der Quervernetzung der Faserstrukturen	5
Calcium carbonicum Nr. 22	stärkt die harte äußere Knochenschicht	7

Eine calciumreiche Ernährung sollte in den Mittelpunkt gerückt werden. Wenn durch die Ernährung oder gar durch Medikamente Calcium in besonders hohen Dosen zugeführt wird, ist die gleichzeitige Versorgung mit Calcium phosphoricum Nr. 2 unumgänglich. Damit wird ein Ungleichgewicht zwischen den Calcium-Molekülen innerhalb und außerhalb der Zellen vermieden. Am besten werden die Mineralstoffe mit Adler Ortho Nr. 2 kombiniert.

Auch reichlich Bewegung an der frischen Luft und ausreichend Flüssigkeit, am besten Wasser, helfen, das Risiko einer Osteoporose zu verringern. Wegen des erhöhten Brustkrebs- und Schlaganfallrisikos ist nach unserem Verständnis eine Behandlung mit Hormonen zur Osteoporosevorbeugung nicht zu empfehlen.

Die „Wechseljahre" des Mannes

Auch beim Mann sinkt die Produktion der Sexualhormone mit zunehmendem Alter. Die Leistungsfähigkeit in allen Bereichen lässt nach. Auch im sexuellen Bereich gibt es Veränderungen. Eine allgemeine stärkende Mischung an Mineralstoffen, die auch die inneren Umstellungen mit berücksichtigt, kann in Kombination mit Adler Ortho Nr. 1 und Nr. 5 jetzt Hilfe bringen:

Mineralstoff	Aufgabenbereich	Stückzahl/Tag
Ferrum phosphoricum Nr. 3	unterstützt bei der Auseinandersetzung mit dem Leben	20–30
Kalium chloratum Nr. 4	unterstützt die Drüsen, entlastet bei starken Gefühlen	20
Kalium phosphoricum Nr. 5	spendet Energie, hilft bei der Regeneration	20
Natrium chloratum Nr. 8	baut die Schleimhaut auf	20
Natrium phosphoricum Nr. 9	reguliert den Säurehaushalt	20–30
Calcium sulfuricum Nr. 12	sorgt für die Durchlässigkeit des Gewebes	7
Kalium arsenicosum Nr. 13	wirkt unterstützend bei großen Umstellungen im Leben	10
Aurum chloratum natronatum Nr. 25	hilft, den neuen Rhythmus zu finden	10

Mit 50 Jahren leidet ein großer Teil der männlichen Bevölkerung unter einer Vergrößerung der Prostata, die zu einer verzögerten Harnentleerung führt. Folgende Mineralstoffkombination kann bei diesem Männerproblem helfen: Calcium fluoratum Nr. 1, Ferrum phosphoricum Nr. 3, Kalium chloratum Nr. 4, Kalium phosphoricum Nr. 5, Natrium chloratum Nr. 8, Natrium phosphoricum Nr. 9 und Silicea Nr. 11, je sieben bis zehn Tabletten täglich über einige Monate eingenommen.

Den körperlichen Abbau verlangsamen

Die Lebenserwartung von Frauen ist höher als die von Männern. Den möglichen Grund dafür lieferte eine Studie, in der herausgefunden wurde, dass das weibliche Geschlecht vor allem im Zeitraum zwischen 15 und 25 Jahren wesentlich schonender mit seinem Körper umgeht als das männliche. Oder sollte man sagen: ging. Denn Bluthochdruck, Angina pectoris, Diabetes, Arteriosklerose und hohe Cholesterinwerte mit Endstadium Gehirnschlag und Herzinfarkt durch die geringe Sorgfalt und Achtsamkeit dem Körper gegenüber sind längst keine Männerdomäne mehr. Frauen holen beim Herzinfarkt und Schlaganfall bedenklich auf. Wahrscheinlich ist es ihr Preis für die zunehmende Mehrfachbelastung, die sie durch die falsch verstandene E„mann"zipation nun zu tragen haben.

Das „tödliche Quartett"

Ein hohes Risiko für Herz-Kreislauf-Erkrankungen stellt das metabolische Syndrom, auch als „tödliches Quartett" bezeichnet, dar. Die hauptsächlichen Risikofaktoren für Herzinfarkt und Schlaganfall sind Übergewicht, Bluthochdruck, erhöhte Blutfettwerte und Diabetes. Sie führen dazu, dass sich die Blutgefäße verengen (Arteriosklerose), was letztlich zu einem Verschluss und daraus resultierend einem Gewebeuntergang durch Sauerstoffmangel oder einem Platzen der Gefäße führt.

Hinweis

Die Mineralstoffe nach Dr. Schüßler haben hauptsächlich vorbeugende und unterstützende Wirkung. Eine Behandlung durch einen Arzt ist bei diesem Symptomenkreis unbedingt erforderlich.

Bluthochdruck

Als blutdruckregulierender Mineralstoff kann, neben der notwendigen Kochsalzreduzierung, Natrium chloratum Nr. 8 mit 20 Tabletten täglich eingesetzt werden. Eventuell sollten zusätzlich je zehn Tabletten Calcium fluoratum Nr. 1 und Natrium sulfuricum Nr. 10 eingenommen werden.

Ein zu hoher Blutdruck kann auch nervlich bedingt sein. Dann ist die „heiße Sieben" (siehe Seite 38) ein geeignetes Mittel, unterschwellige Spannungen abzubauen. Auch sollte der Schlafplatz auf energetische Belastungen hin untersucht werden (siehe Seite 100).

Erhöhte Blutfettwerte

Für den Cholesterinstoffwechsel ist die Leber zuständig. Das neu in die Reihe der Erweiterungsmittel aufgenommene Kalium bichromicum Nr. 27 ist der Betriebsstoff, mit dem die Leber den Cholesterinspiegel reguliert. Insgesamt sind bei erhöhten Blutfettwerten folgende Mineralstoffe anzuwenden: Magnesium phosphoricum Nr. 7, Natrium phosphoricum Nr. 9, Natrium sulfuricum Nr. 10 und Selenium Nr. 26 zur oxidativen Entlastung der Leber sowie Kalium bichromicum Nr. 27. Von jedem Mineralstoff sieben bis zehn Tabletten täglich über einige Monate einnehmen. Eine ärztliche Kontrolle ist notwendig!

Bei einer Ernährungsumstellung muss darauf geachtet werden, dass die essenziellen Fettsäuren für den Organismus unabdingbar notwendig sind und nicht weggelassen werden dürfen. Ansonsten würde der Körper an Fett verarmen, wodurch vor allem die Haut sowie die Biomembranen der Zellen und Zellorganellen leiden würden.

Diabetes mellitus

Bei der Zuckerkrankheit sind zwei Organe wesentlich beteiligt: die Leber und die Bauchspeicheldrüse. Folgende Kombination von Mineralstoffen sehen wir in der Biochemie nach Dr. Schüßler bei Diabetes als angebracht an: Kalium sulfuricum Nr. 6, Magnesium phosphoricum Nr. 7, Natrium sulfuricum Nr. 10, Manganum sulfuricum Nr. 17, Zincum chloratum Nr. 21 und Kalium bichromicum Nr. 27. Zur Begleitung sollten Molybdän, Omega-3- und Omega-6-Fettsäuren, Alphaliponsäure (Polyneuropathien) und Antioxidanzien angewendet werden.

Hinweis

Bei der Diabetesbehandlung ist mit einer niedrigen Dosierung (fünf bis sieben Stück pro Nummer) zu beginnen, denn die Mineralstoffe nach Dr. Schüßler helfen wirklich! Die Gefahr einer Unterzuckerung (Hypoglykämie) ist bei einer zu hohen Dosierung groß. Deshalb langsam die Dosierung steigern.

Hier ist es angebracht mithilfe eines erfahrenen Mineralstoffberaters zu beginnen und die Zuckerwerte genau zu beobachten.

Arteriosklerose

Natrium phosphoricum Nr. 9 reguliert den Säurehaushalt. Fehlt dieser Mineralstoff, entnimmt der Organismus unter anderem aus den Gefäßwandungen Mineralstoffe zur Neutralisation von Säure, da der pH-Wert des Blutes ständig konstant gehalten werden muss. Betroffen sind in erster Linie Calcium fluoratum Nr. 1, welches für die Dehnbarkeit der Gefäßwandungen zuständig ist, und Silicea Nr. 11, das für die Stabilität des Bindegewebes sorgt. In die dünner werdenden Gefäßwände wird Cholesterin eingelagert, das die Blutgefäße quasi abdichtet. Das führt zu einer Verhärtung der Gefäßwand, einer Sklerodierung. Auf Dauer führt das zu Blutdruckveränderungen sowie Neigung zu Herzinfarkt und Schlaganfall. Eines der Anzeichen für Durchblutungsstörungen ist die sogenannte Schaufensterkrankheit. Dabei können die Betroffenen aufgrund der Minderdurchblutung der Beine nur noch kurze Strecken zurücklegen.

Zur Vorbeugung und Unterstützung der Behandlung einer Arteriosklerose wird neben einer Ernährungsumstellung folgende Kombination empfohlen: Calcium fluoratum Nr. 1, Kalium chloratum Nr. 4, Natrium phosphoricum Nr. 9, Natrium sulfuricum Nr. 10, Silicea Nr. 11, Manganum sulfuricum Nr. 17, Cuprum arsenicosum Nr. 19, Zincum chloratum Nr. 21, Selenium Nr. 26 und Kalium bichromicum Nr. 27, je sieben bis zehn Stück täglich über lange Zeit, auch über Jahre.

Die Belastung mit Schadstoffen macht sich bemerkbar

Je älter Menschen werden, umso mehr Schadstoffe muss der Organismus in Deponien ablagern. Die Folgen können Myome, Polypen oder Zysten sein, aber auch Warzen, Muttermale und Pigmentflecken. Deshalb ist es unbedingt notwendig, den Körper von all diesen Stoffen zu entlasten, damit er auch die Deponien aufgeben kann. Zur Ausscheidung von Schadstoffen sind folgende Mineralstoffe geeignet:

Mineralstoff	Aufgabenbereich	Stückzahl/Tag
Kalium chloratum Nr. 4	unterstützt die Drüsentätigkeit	10–20
Kalium phosphoricum Nr. 5	liefert Energie für die Ausscheidung	10
Kalium sulfuricum Nr. 6	hilft beim Schadstoffabbau aus der Zelle	10
Natrium chloratum Nr. 8	fördert die Entgiftung	10
Natrium sulfuricum Nr. 10	hilft beim Schadstoffabbau	10–20
Calcium sulfuricum Nr. 12	unterstützt den Eiweißabbau, sorgt für die Durchlässigkeit des Gewebes	10
Calcium sulfuratum Nr. 18	unterstützt die Schwermetallausscheidung	10
Kalium-Aluminium sulfuricum Nr. 20	unterstützt die Schwermetallausscheidung	10
Aurum chloratum natronatum Nr. 25	sorgt für den Rhythmus im Leben	20
Selenium Nr. 26	schützt die Leber, unterstützt die Schwermetallausscheidung	10

Bei Fisteln sollte Calcium sulfuricum Nr. 12 in einer Dosierung von etwa einer Tablette jede Viertelstunde angewendet werden. Nach einigen Tagen müssen auch noch Natrium phosphoricum Nr. 9 und Natrium sulfuricum Nr. 10 in der gleichen Dosierung dazu kombiniert werden.

Vorübergehend werden Schadstoffe nicht abgelagert, sondern in Wasser gebunden gehalten. Diese mit Schlacke verknüpfte Flüssigkeit füllt mit der Zeit den gesamten Körper auf, wodurch auch das Körpergewicht zunimmt.

Hinweis

Bei Schwellungen durch Schlackenflüssigkeit bleibt nach dem Eindrücken der Fingerabdruck nicht sichtbar, während bei Ödemen (reinen Wasseransammlungen) eine Delle kurze Zeit erhalten bleibt.

Die Schlackenflüssigkeit verwässert Blut und Gewebe und lagert sich in den Extremitäten ab. Sie versackt in das Gewebe, wie der Fachausdruck heißt. Die ersten Anzeichen bestehen in matten, schweren Beinen, später in geschwollenen Füßen, Unterschenkeln und Händen.

Die Schadstoffe, durch die Flüssigkeit gebunden ist, werden durch Natrium sulfuricum Nr. 10 in der Leber so umgebaut, dass sie ausgeschieden werden können. Die frei werdende Flüssigkeit wird mit Natrium chloratum Nr. 8 reguliert. Die Einnahme richtet sich nach dem Grad der Belastung, wobei von Natrium chloratum Nr. 8 ungefähr ein Drittel weniger genommen wird als von Natrium sulfuricum Nr. 10. Die Anfangsdosierung beginnt bei je zehn Stück. Die Dosis kann durchaus bis auf das Vier- bis Fünffache gesteigert werden. Eventuell kann man zur Unterstützung der Leber noch Selenium Nr. 26 dazunehmen, ungefähr die Hälfte der Menge von Natrium sulfuricum Nr. 10.

Restless legs

Bei diesem unangenehmen Phänomen kann auch ein belasteter Schlafplatz (siehe Seite 100) eine Rolle spielen. Aber eine gute Mischung von Mineralstoffen hilft auf jeden Fall, das Problem zu lindern.

Mineralstoff	Aufgabenbereich	Stückzahl/Tag
Calcium phosphoricum Nr. 2	stärkt die Muskeln	10
Ferrum phosphoricum Nr. 3	lindert Schmerzen	20
Kalium phosphoricum Nr. 5	fördert die Regeneration	10–20
Magnesium phosphoricum Nr. 7	entspannt die Nerven	10
Natrium chloratum Nr. 8	stärkt Knorpelgewebe, Sehnen und Bänder	20
Natrium phosphoricum Nr. 9	baut in Verbindung mit Silicea Nr. 11 Säure ab	10–20
Silicea Nr. 11	stärkt die Nerven, baut Säure ab	7–10
Cuprum arsenicosum Nr. 19	lindert Krämpfe	10
Zincum chloratum Nr. 21	hilft bei Nervenbelastung	10
Calcium carbonicum Nr. 22	stärkt die Knochenoberfläche	7

Wenn sich schwere Erkrankungen einstellen

Trotz bester Gesundheitsvorsorge bleibt es nicht immer aus, dass ernsthafte Erkrankungen auftreten. Dann können die Mineralstoffe nach Dr. Schüßler unterstützend wirken.

Operationen

Fast jeder hat in diesem Alter schon eine Operation hinter sich, ob Krampfadern, Leistenbruch, Hallux valgus oder gar eine Tumoroperation.

Zur Operationsvorbereitung sollten folgende Mineralstoffe nach Dr. Schüßler über einen Zeitraum von zwei bis drei Wochen täglich eingenommen werden:

Mineralstoff	Aufgabenbereich	Stückzahl/Tag
Calcium phosphoricum Nr. 2	fördert den Blutaufbau	10
Ferrum phosphoricum Nr. 3	lindert Schmerzen	20
Kalium chloratum Nr. 4	unterstützt die Drüsentätigkeit, bindet chemische Gifte	10
Kalium phosphoricum Nr. 5	gibt Energie, fördert die Regeneration	20
Natrium chloratum Nr. 8	fördert die Regeneration	10
Calcium carbonicum Nr. 22	baut die innerste Energie auf	7

Als unmittelbare Vorbereitung ist Magnesium phosphoricum Nr. 7 als „heiße Sieben" (siehe Seite 38), mehrmals nacheinander eingenommen, geeignet.

Für die Nachsorge eignen sich:

Mineralstoff	Aufgabenbereich	Stückzahl/Tag
Calcium fluoratum Nr. 1	fördert die Wundheilung	7
Calcium phosphoricum Nr. 2	stärkt die Muskeln	10
Ferrum phosphoricum Nr. 3	lindert Schmerzen	20
Kalium chloratum Nr. 4	unterstützt die Drüsen, lindert Beschwerden nach der Narkose	20
Kalium phosphoricum Nr. 5	fördert die Regeneration	20
Natrium chloratum Nr. 8	fördert die Regeneration	10
Natrium phosphoricum Nr. 9	bindet belastende Säure	10
Silicea Nr. 11	stärkt Nerven und Bindegewebe	7–10

Sobald die Operationsnarbe von den Nähten und dem Verband befreit ist, kann auch äußerlich eine Gelmischung angewendet werden[33].

Begleitung schwerer Krankheiten

Wenn es um sehr schwere Belastungen wie multiple Sklerose, Morbus Bechterew oder gar Krebsoperationen geht, dann stehen die Mineralstoffe nach Dr. Schüßler ausschließlich zur Unterstützung zur Verfügung. Es sollten keine Möglichkeiten der Diagnose, Therapie und Nachsorge versäumt werden.

Für den Aufbau, zur Stärkung und Regeneration müssen hohe Dosierungen der nötigen Mineralstoffe eingesetzt werden. Eine der bedeutendsten Mischungen ist in diesem Zusammenhang die Power-Mischung (siehe Seite 55), die mehrmals am Tag eingenommen werden kann. Eine Kombination mit ausgewählten Nährstoffen sollte ebenfalls beachtet werden[34].

33 Gel W (Wunden) der Adler Pharma, bis alles gut verheilt ist, zur guten Nachbehandlung und Vorbeugung von Narben Askinel von Adler Pharma

34 Adler Ortho Nr. 3 + Nr. 5

Ausstieg aus dem aktiven Berufsleben (56 bis 65 Jahre)

So wie der Eintritt in das Berufsleben zu einem der bedeutendsten Schritte im Leben zählt, so ist es auch mit dem Ausscheiden. Wird es gelingen?

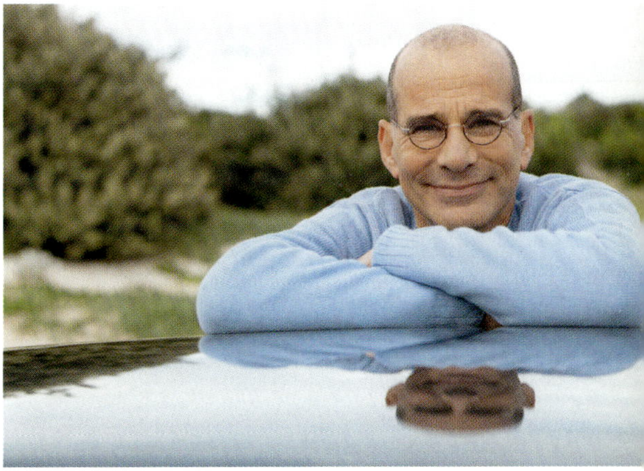

Endlich Zeit, sich langgehegte Wünsche zu erfüllen.

Der letzte Tag ist zugleich auch der erste

Wenn der letzte Tag mit den Kollegen gefeiert werden kann, ist es gut. Es ist wert, auf die vielen vergangenen gemeinsamen Jahre zurückzublicken, sie zu würdigen und darauf anzustoßen. Wenn der Abschied auch schmerzt. Ja, und da wird noch auf das neue Leben angestoßen, das viele Möglichkeiten in sich birgt.

In der Zeit der Veränderung, des äußeren Umbruchs, zeigt es sich, ob es auch noch die inneren Qualitäten gibt. Diese lassen auch starke Veränderungen gut überstehen. Es ist nicht so leicht, wie man glaubt, wenn man in Pension geht. Die Kolleginnen und Kollegen fehlen, der Rhythmus im Leben, die durch äußere Notwendigkeiten gestaltete Welt ist plötzlich verschwunden. Auch wenn man sich auf das „endlich ausschlafen“ gefreut hat, aber was ist, wenn man ausgeschlafen hat?

Wenn die berufliche Tätigkeit keine leere Beschäftigung ohne innere Beteiligung war, dann hat die Arbeit auch Freude gegeben. Sie stellt dann einen wichtigen Wert im Leben dar. Und der Abschied von etwas, was viel wert ist, bedeutet Trennungsschmerz, auch Trauerarbeit. Das sollte man sich ein- und zugestehen und nicht verdrängen.

Ich bin als Lehrer auch in Pension gegangen. Durch meine Krankheit war es eine Frühpension. Aber ich kann mich noch gut erinnern, obwohl das schon lange her ist, dass ich zu Schulbeginn immer von den Kindern geträumt habe. Lehrer sein, das war damals mein Leben.

Das Leben als Einheitsbrei?

Wenn der jahrelang gelebte Rhythmus von Arbeit und Freizeit fehlt, kann das Leben zum Einheitsbrei ohne Abwechslung werden. Was mit der ungewohnten Freiheit machen? Männer haben damit oft viel mehr Probleme als Frauen. Manche Männer wollen sich nicht von der Beschäftigung trennen, die ihnen alles bedeutet. In diesem Alter darf die Macht der Gewohnheit nicht unterschätzt werden. Es lässt sich leicht von Neuem reden, doch die Umsetzung ist etwas ganz anderes. In der Theorie sind wir meistens schon recht gut, aber wenn dann die Praxis gefragt ist, merkt man, wie man am Leben unter Umständen vorbeigedacht hat. Schwierig kann auch die Umstellung für Alleinlebende werden, die mit dem Beruf oft auch einen großen Teil ihrer sozialen Kontakte verlieren.

Der Übergang hängt sicherlich auch mit einem gewissen Grad an Lebendigkeit zusammen. Da wird dann der Ausstieg zu einem Umstieg. Befreit von der täglichen Arbeitspflicht, das heißt auch, befreit vom Leistungsdruck, vom Muss. Das kann auch das Gefühl vermitteln: Jetzt fängt ein neues Leben an. Das bisherige war auch sehr schön, war auch mein Leben, aber eben das Berufsleben und jetzt kommt etwas Neues. Jetzt kann ich tun und verwirklichen, was ich immer schon tun wollte.

Hinweis

Es ist sehr wichtig, sich frühzeitig innerlich auf den Ausstieg vorzubereiten, vielleicht auch durch eine Altersteilzeit langsam Abschied vom Berufsleben zu nehmen.

Wenn das Leben jedoch voll unerfüllter Wünsche war, besteht die Gefahr, dass der ungestillte Hunger nach dem Leben zuschlägt. Das tatsächliche oder vermeintliche Defizit bestimmt dann die inneren Bilder und verstellt den Blick auf die Wirklichkeit. Und obwohl dann das Innere voll von Bildern der versäumten oder der erwünschten Möglichkeiten ist, besteht die Gefahr, dass dann, wenn sich die Wünsche endlich verwirklichen ließen, nichts geschieht.

Die Pensionierung als Befreiung

Für manchen ist die (Früh-)Pensionierung aber auch eine Befreiung. Wenn sich der Leistungsdruck vergrößert hat, das Arbeitsklima verschlechtert, körperliche Beschwerden aufgetreten sind, kann es eine große Erleichterung sein, nicht mehr an den ungeliebten Arbeitsplatz zurückkehren zu müssen. Weg von der Hektik, vom Stress, endlich etwas in Ruhe machen.

Auch bei Mobbing am Arbeitsplatz ist die Freude auf die Pensionierung groß. Mobbing bedeutet eine schwere psychische Belastung, wobei erst eine gute fachliche Begleitung dem Opfer hilft. Eine unterstützende Mischung aus Mineralstoffen nach Dr. Schüßler sollte folgende Nummern umfassen: Ferrum phosphoricum Nr. 3, Kalium phosphoricum Nr. 5, Magnesium phosphoricum Nr. 7, Natrium chloratum Nr. 8, Natrium phosphoricum Nr. 9, Silicea Nr. 11, Kalium bromatum Nr. 14, Kalium iodatum Nr. 15, Lithium chloratum Nr. 16 und Calcium carbonicum Nr. 22, je sieben bis zehn Tabletten täglich.

Trotzdem entsteht doch meist eine gewisse Unruhe. Ich möchte alles gleich erledigen, wie ich es von meiner Arbeit her gewohnt bin. Damit diese innere Unruhe und Rastlosigkeit nachlässt, damit die körperliche und emotionale Ebene entlastet werden, kann folgende Mineralstoffkombination angewendet werden: Kalium chloratum Nr. 4, Kalium arsenicosum Nr. 13, Kalium bromatum Nr. 14 und Kalium iodatum Nr. 15. Beginnen Sie jeweils mit fünf bis sieben Stück und steigern dann auf je 10 bis 15 Tabletten.

Bei einer stärkeren Unruhe und Aufregung eignet sich, statt Beruhigungspillen, folgende Kombination:

Mineralstoff	Aufgabenbereich	Stückzahl/Tag
Ferrum phosphoricum Nr. 3	hilft bei der Auseinandersetzung mit dem Leben	20–30
Kalium chloratum Nr. 4	unterstützt die Drüsen, entlastet bei starken Gefühlen	20
Kalium phosphoricum Nr. 5	spendet Energie, hilft bei der Regeneration	20
Magnesium phosphoricum Nr. 7	sorgt für Entspannung, stärkt Herz und Nerven	20

(Fortsetzung nächste Seite)

Mineralstoff	Aufgabenbereich	Stückzahl/Tag
Kalium arsenicosum Nr. 13	hilft, die Umstellung des Lebens zu bewältigen	10
Kalium bromatum Nr. 14	beruhigt	7
Kalium iodatum Nr. 15	unterstützt die Schilddrüse	7
Aurum chloratum natronatum Nr. 25	hilft, den neuen Rhythmus im Leben zu finden	7

Die Armutsfalle

Es gibt eine neue Armutsfalle, die vor allem alleinerziehende Frauen trifft. Oft arbeiten sie über Jahre gar nicht oder in einem Teilzeitjob. Entsprechend gering sind die Einzahlungen in die Rentenkasse. Nach der Pensionierung müssen viele mit einer Rente auskommen, die zum Leben kaum oder gar nicht ausreicht. Sie sind dann auf die öffentliche Fürsorge angewiesen. Und das dafür, dass sie unter schwierigsten Umständen Kinder großgezogen haben. Das ist eine der größten Ungerechtigkeiten in unserer Gesellschaft!

Für Frauen, die mit Mehrfachbelastungen zu kämpfen haben, können die Mineralstoffe nach Dr. Schüßler eine wertvolle Hilfe ein. Sie können die verschiedenen gesundheitlichen Störungen, die oft aus ihrer wirtschaftlichen und gesellschaftlichen Situation und der damit verbundenen Überforderung entstanden sind, lindern:

- Calcium phosphoricum Nr. 2 bei Nackenproblemen, weil sie doch den Kopf über Wasser halten wollen.
- Calcium fluoratum Nr. 1, Calcium phosphoricum Nr. 2, Ferrum phosphoricum Nr. 3, Natrium chloratum Nr. 8, Natrium phosphoricum Nr. 9, Silicea Nr. 11 und eine geeignete Kombination in Form einer Crememischung gegen Rückenschmerzen, weil einfach alles zu viel geworden ist.
- Calcium fluoratum Nr. 1, Magnesium phosphoricum Nr. 7 und Natrium sulfuricum Nr. 10 in einer heißen Lösung öfter am Tag eingenommen bei Migräne, weil die Spannungen groß sind.
- Kalium phosphoricum Nr. 5 gegen Zahnfleischbluten, weil man sich durchbeißen muss.
- Kalium phosphoricum Nr. 5 kombiniert mit Lecithin oder einer geeigneten Kombination von Nährstoffen aus dem Bereich der orthomolekularen Medizin[35] bei Erschöpfung.

35 Adler Ortho Nr. 5

- Ferrum phosphoricum Nr. 3 und Zincum chloratum Nr. 21 und eine geeignete Nährstoffkombination aus der orthomolekularen Medizin[36] zur Vorbeugung einer Abwehrschwäche, weil so vieles allein zu bewältigen ist.

Doch auch Männer und Familien kann die Altersarmut treffen. Eine Entlassung in diesem Alter ist gar nicht so selten. Der Schock der plötzlichen Entlassung trifft tief. Es gibt noch einige Zeit Arbeitslosengeld, aber dann kommt meistens der nahtlose Übergang in die Frühpension. Das bedeutet empfindliche wirtschaftliche Einbußen und psychisch eine Krise für den Mann, besonders wenn er allein für das Familieneinkommen zuständig war. Zu den beruflichen und wirtschaftlichen Problemen gesellen sich nicht selten noch Schwierigkeiten in der Partnerschaft hinzu.

Da Männer häufig ihr Innenleben unter Verschluss halten, wissen sie oft selbst nicht, wie es ihnen geht, bis beruflich oder in der Partnerschaft eine Krise ausbricht. Da kann leicht Panik auftreten. Eine die ärztliche Behandlung unterstützende Mineralstoffmischung für Panikattacken besteht aus Calcium fluoratum Nr. 1, Calcium phosphoricum Nr. 2, Kalium phosphoricum Nr. 5, Kalium sulfuricum Nr. 6, Magnesium phosphoricum Nr. 7, eventuell Natrium sulfuricum Nr. 10, Calcium sulfuricum Nr. 12, Kalium bromatum Nr. 14, Kalium iodatum Nr. 15 und Zincum chloratum Nr. 21. Begonnen wird mit jeweils drei bis fünf Tabletten täglich und dann bis auf zehn Stück gesteigert.

Eine neue Chance für die Partnerschaft

Im Idealfall gehen beide Partner zugleich in Pension und miteinander auf einen neuen Abschnitt ihres gemeinsamen Lebens zu. Wenn sich die Pensionierung zeitlich versetzt ereignet, gibt es Umstellungsschwierigkeiten. Diese sind wahrscheinlich geringer, wenn die Frau zuerst in den Ruhestand tritt. Allerdings gibt es unter Umständen größere Probleme, wenn die Frau nicht berufstätig war und der Mann jetzt ständig zu Hause ist. „Ich freue mich auf mehr gemeinsame Zeit mit meinem Partner" oder „Hilfe, mein Partner ist jetzt immer zu Hause!" sind die beiden Möglichkeiten. Es gibt eine neue Zeit und große Chance der Nähe, die genützt werden will.

Vor allem sind aber auch Toleranz und Offenheit gefragt. Viele Frauen glauben auch heute noch, dass nur sie einen

36 Adler Ortho Nr. 3

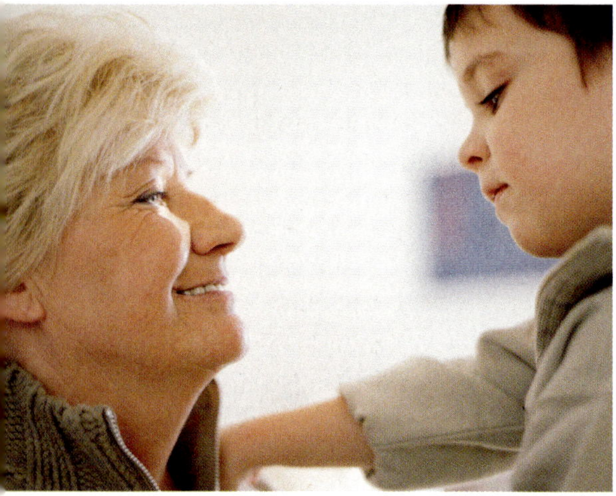

▲ Der Umgang mit Kindern hält jung.

Haushalt richtig führen können, und machen sich Sorgen, ob der bereits pensionierte Mann auch wirklich alles richtig macht. Es kann auch sein, dass die Frau von der Arbeit kommt und gar nichts ist gemacht. Oder der Mann meint nach 30 Jahren plötzlich, seine Frau im Kochen unterweisen zu müssen. Das bietet reichlich Stoff für Konflikte!

Für viele Männer heißt es auch, dass sie Signale der Partnerin nicht mehr so einfach verdrängen und willentlich übersehen können. Jetzt wird es Zeit, Konflikte zu bearbeiten.

Die Familie kann das Netz sein, das auffängt. Oma und Opa sein, das ist schön. Mehr Aufgaben in der Familie zu übernehmen kann bereichern. Da sind aber nicht nur die Enkel, sondern auch die Eltern. Sie wurden alt und gebrechlich und brauchen Hilfe. Auch kündigt sich vielleicht der Abschied von ihnen an. Da kann man sogar genießen, dass jetzt für sie so viel Zeit zur Verfügung steht.

Viele Menschen sind in diesem Alter allein. Manchmal ist es bequemer, allein zu sein, manchmal aber auch aufwändiger, umständlicher und die tägliche Reibung fehlt, die Wärme bringt. Vielleicht stellt man erschrocken fest: Jetzt bin ich ganz allein, ohne Berufskollegen. Da beginnt die Suche nach Gemeinschaften, in denen man gut aufgehoben ist, seien es Reisegemeinschaften oder Vereine, die eine gewisse Heimat bieten. Ab und zu bietet sich die Chance, trotz aller Verletzungen, noch einmal einen Partner zu finden.

Hinweis

Sprechen Sie rechtzeitig mit Ihrem Partner über die Pensionierung und wie Sie das Leben dann gemeinsam gestalten wollen. Werden Sie sich bewusst, dass ein neuer Lebensabschnitt beginnt, der genauso wie zum Beispiel das Zusammenziehen und die Familiengründung vorbereitet werden muss.

Die Pensionierung als Chance

Eigentlich könnte ein sehr dynamischer Lebensabschnitt beginnen, auf den aber der Einzelne nicht vorbereitet wird.

Hinweis

Auch Genießen muss man üben. Es spricht nichts dagegen, es jetzt zu beginnen, wenn es nicht schon längst zu einer liebgewordenen Tugend geworden ist.

Viele Rentner wählen dann die Flucht in die Krankheit. Das macht den Menschen schnell älter, obwohl er gerade junge 65 Jahre alt ist. Neue Hobbys, das Erledigen längst fälliger Aufgaben rund ums Haus, eine lang ersehnte Reise kann jetzt in die Tat umgesetzt werden und eine heraufziehende Lethargie bannen. Konkrete Aufgaben lenken den Blick der Seele weg von inneren Problemen.

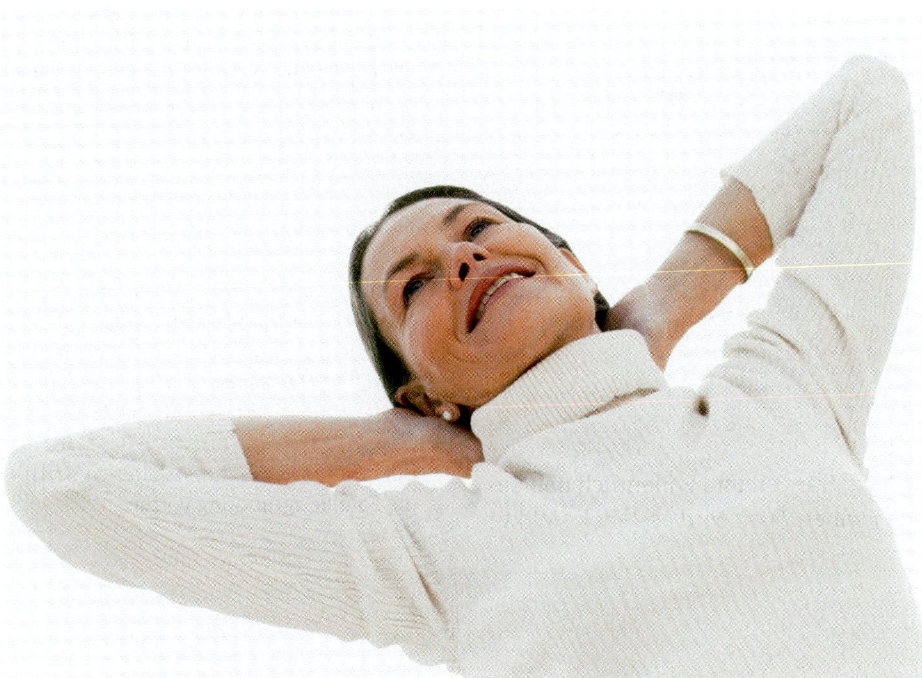

▲ Jetzt gibt es Zeit und Chancen, den Blick nach innen zu lenken.

Sportliche Betätigung ist jetzt wichtig

Sport, moderat betrieben, ist jetzt besonders wichtig. Er lenkt ab und hält fit. Die körperliche Betätigung gibt Freude, sie erfüllt, wenn sie nicht übertrieben wird. Zu zweit oder in einer Gruppe betrieben, macht Sport besonderen Spaß. Auch wird die Kommunikationsfähigkeit trainiert. Folgende Mineralstoffkombination hilft, den Verschleiß zu reduzieren und Belastungen vorzubeugen:

Mineralstoff	Aufgabenbereich	Stückzahl/Tag
Calcium fluoratum Nr. 1	stärkt Sehnen und Bänder	7–10
Calcium phosphoricum Nr. 2	verbessert die Muskeltätigkeit	10
Ferrum phosphoricum Nr. 3	regt den Stoffwechsel an, wirkt als Antioxidans	20–30
Kalium chloratum Nr. 4	unterstützt die Drüsentätigkeit	10
Kalium phosphoricum Nr. 5	spendet Energie, sorgt für Regeneration	20
Magnesium phosphoricum Nr. 7	erhöht die Leistung der Muskeln	20
Natrium chloratum Nr. 8	stärkt das Knorpelgewebe	10
Natrium phosphoricum Nr. 9	baut Säure ab	10–20
Silicea Nr. 11	stärkt das Bindegewebe	7–10

Zusätzlich sollte eine geeignete Kombination in Form einer Gelmischung regelmäßig vor dem Sport aufgetragen werden. Eine entsprechende Lotion anschließend und bei Beschwerden eine Gelenkecreme[37] helfen, sportliche Betätigung zu einem Gewinn zu machen.

37 Regidol Sportserie der Adler Pharma: Pre Sport Gel, After Sport Lotion, Gelenkecreme.

Das große Loch oder Freiheit leben (63 bis 70 Jahre)

Dieser Zeitabschnitt ist häufig von einer neu gewonnenen Freiheit, aber auch von Verlusten geprägt. Der Ausstieg aus dem Beruf erlaubt es, sich viel mehr als bisher möglich der Familie zu widmen, Reisen zu unternehmen, Hobbys zu pflegen. Daneben kann die Aufgabe des möglicherweise über viele Jahre ausgeübten Berufes auch als großer Verlust empfunden werden. Auch menschliche Verluste häufen sich in dieser Lebensphase. Gleichaltrige, Verwandte, vielleicht sogar der Partner sterben. Die Endlichkeit auch des eigenen Lebens wird immer mehr bewusst. Die Mischung für niedergedrückte Zeiten (siehe Seite 115) kann hier zumindest körperlich und gemütmäßig entlasten.

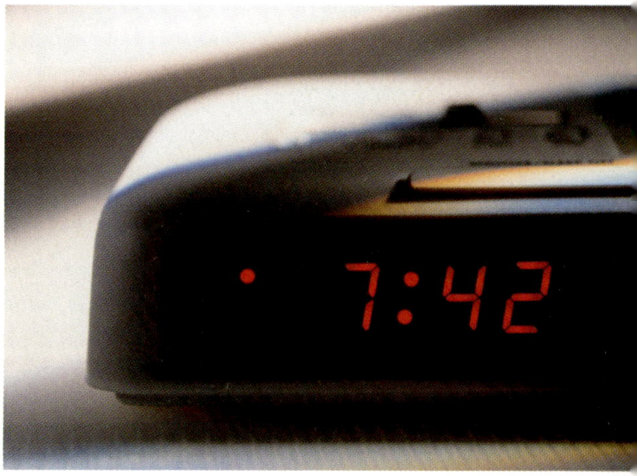

▲ Ohne Zeitdruck zu leben ist zuerst gar nicht so einfach.

Hinweis

Wenn Gefühle auftauchen wie: „Seit ich nicht mehr arbeite, fühle ich mich wertlos“, müssen die Alarmglocken läuten. Es gibt auch Werte jenseits von Arbeit, wie Gespräche, Besuche und Hilfe in der Familie, Freunde, Hobbys oder einfach etwas Schönes genießen.

Freiheit lernen

Manches Mal kommt nach der Pensionierung deshalb eine gedrückte, vielleicht sogar depressive Stimmung auf, weil die neuen Werte, die gelebt werden könnten, nicht entdeckt werden. Wenn die Erstarrung schon sehr weit fortgeschritten ist, heißt es: „Jetzt bin ich schon so alt, jetzt werde ich mich nicht mehr ändern!“ Das heißt dann, dass man sich das Leben gestalten lassen will von anderen, wie eben im Berufsleben auch viele von außen gesteuert wurden. Das kann die neu gewonnene Freiheit auf den Kopf stellen. Da wird dann immer noch ein übervoller Terminkalender gepflegt, auch wenn es nicht so wichtige Termine sind. Die Zeit wird in kleine Zeitabschnitte zerstückelt. Oder es wird ein Arbeitsprogramm festgelegt, das zu erfüllen ist.

Hinweis

Freiheit kann ich nicht konsumieren oder passiv absolvieren, die muss ich gestalten.

Wenn dann ein Gefühl für die Freiheit und die eigenen Entscheidungen, die jetzt möglich sind, entsteht, taucht oft eine neue drängende Frage auf: „Was habe ich im Leben versäumt?“ Die Versöhnung mit dem eigenen Leben ist harte Arbeit. Ein genauer Blick zeigt, dass manches versäumt wurde, man sich oder anderen so manches im Leben schuldig geblieben ist. Allerdings kann dabei gelernt werden, wie aus Schwäche Stärke wird, wie in einer Lebenskrise neue, bisher nicht geahnte Möglichkeiten entdeckt werden. Erwachsene können noch viel lernen, auch wenn sie schon älter sind.

Eine große Umstellung im Leben wird mit Kalium arsenicosum Nr. 13 begleitet. Wenn dann der eigene Rhythmus für die neue Situation gefunden werden soll, ist Aurum chloratum natronatum Nr. 25 der richtige Mineralstoff. Das innere Ringen um die neue Lebensgestalt, um einen neuen Rhythmus, kann damit natürlich nicht ersetzt, aber unterstützt werden.

Verantwortung für das eigene Leben übernehmen

„Ich nehme mein Leben in die eigene Hand“ ist eine der schönsten Entscheidungen am Beginn eines neuen Lebensabschnittes. Man kann sich dieser Entscheidung auch entziehen, sich in Gewohnheiten flüchten und auf ewig unzufrieden bleiben. Denn angenehm ist diese Entscheidung oftmals nicht, setzt sie doch eine ehrliche Auseinandersetzung mit dem eigenen Charakter voraus. Dabei sollte die Konfrontation mit den eigenen unliebsamen Charaktereigenschaften als Bilanz betrachtet werden, nicht als Mittel, um sich selbst zu entwerten oder immer weiter Ausflüchte zu suchen wie das schlimme Elternhaus oder die furchtbare Jugend, die jetzt schon so lange zurückliegen. Spätestens in diesem Alter sollte Schluss mit Schuldzuweisungen sein und jeder sein Leben eigenverantwortlich gestalten.

Gibt es nicht auch in Ihrem Umfeld ältere Menschen, die Sie am liebsten meiden würden, da sie nur herumjammern? 60- oder 70-jährige Menschen, die sich immer noch als Opfer fühlen und anklagen, zeigen ein kindliches Verhalten, das oft schwer zu ertragen ist.

Hinweis

Drücken Sie sich nicht davor, Verantwortung für Ihr eigenes Leben zu übernehmen.

Es kommt im Leben nicht darauf an, keine Bürden zu tragen, sondern das Beste in Verantwortung seinem eigenen Leben gegenüber aus diesen Belastungen zu machen. Und sollte es doch einmal passieren, dass man anderen lästig wird und man sich dabei auch noch selbst auf die Schliche kommt, dann gibt es eine gute Mischung, die wenigstens das Gemüt ein wenig hebt: Kalium phosphoricum Nr. 5, Kalium sulfuricum Nr. 6, Magnesium phosphoricum Nr. 7, Natrium sulfuricum Nr. 10, Kalium bromatum Nr. 14 und Kalium iodatum Nr. 15, je sieben bis zehn Tabletten täglich.

Chance auf große Nähe

Ein ganzes Erwachsenenalter lang war die Verteilung der Lebenszeit sehr einseitig. Sie galt zuerst, besonders bei Männern, dem Beruf und dann der gemeinsamen Zeit. Aber jetzt ist das ganz anders. Da kann es schon passieren, dass der Frau der Satz herausrutscht: „Hilfe, mein Mann geht mir nicht mehr von der Pelle! Überall mischt er sich ein!“

Auch die umgekehrte Situation kann vorkommen, dass der Mann nun als Ersatz für die Kinder herhalten muss, die schon ausgezogen sind. Er fühlt sich dann unentwegt bevormundet, was der Frau vielleicht gar nicht bewusst ist. Hier hilft nur eine offene Auseinandersetzung über das eigene Verhalten und die eigenen Wünsche. Die Einstellung auf eine gelebte Partnerschaft ist ein gemeinsames Ringen um angemessene Strukturen. Manchmal müssen Dinge aber auch einfach nur anders ausgedrückt werden, damit der Partner sie versteht.

Aber auch für den Mann ist die Situation nicht leicht. Viele schränken ihr Leben

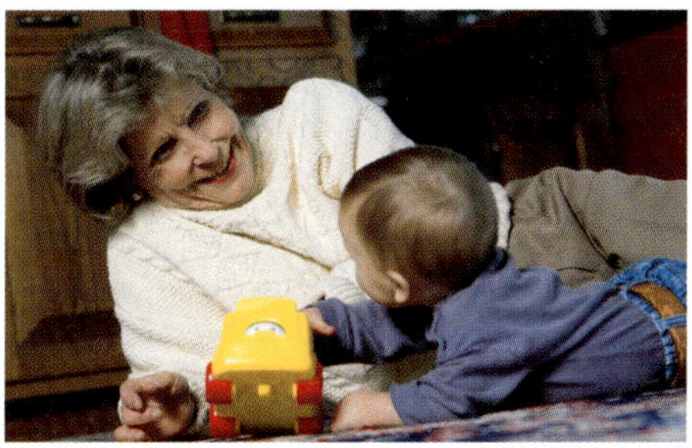

▲ Es ist beglückend, wenn die Enkel zu Besuch kommen.

auf die Arbeit ein und dann kommt tatsächlich das große Loch, der Pensionsschock. Es ist gut, wenn man sich rechtzeitig Gedanken um die Lebensgestaltung nach der Pensionierung gemacht hat. Wenn man sich Aufgaben oder Hobbys gesucht hat, die den Tag nicht nur herumgehen lassen, sondern die auch innerlich ausfüllen. Möglicherweise kann auch eine gemeinsame Aufgabe gefunden werden, etwa die Betreuung der Enkel, ein Seniorenstudium oder eine ehrenamtliche Tätigkeit, die das Paar näher zueinander bringt.

Sexualität im Alter

Es ist ein Tabuthema, die Sexualität im Alter, so als ob sich ältere Menschen ihrer körperlichen Lust schämen müssten. Langsam ändert sich aber auch hier die Situation und immer mehr, auch ältere Menschen stehen dazu. Es ist aber verständlich, dass der Organismus dabei Betriebsstoffe verbraucht. Zusätzlich zu der auf Seite 117 empfohlenen Mischung sollten zehn Tabletten Zincum chloratum Nr. 21 eingenommen werden. Dieser Mineralstoff erhöht die Hormonproduktion und stärkt die Libido.

Was ich schon immer tun wollte

In einer lebensbejahenden Einstellung werden ganz neue Bereiche entdeckt, ja sogar neue Existenzen aufgebaut. Der eine wird Erfinder, jemand anderer Imker und ein pensionierter Elektriker oder Hobbyhandwerker hat alle Hände voll zu tun, weil es so viel zu reparieren gibt. Wenn dann unter Umständen der „Pensionistenstress" ausbricht – Rentner haben ja bekanntlich nie Zeit – und die Luft wegbleibt, dann ist die Kombination von Kalium sulfuricum Nr. 6 mit Natrium sulfuricum Nr. 10 mit je zehn Tabletten hervorragend geeignet, wieder Luft zu bekommen. Wenn die Energie nicht mehr reicht, ist Kalium phosphoricum Nr. 5 in Kombination mit Lecithin oder Adler Ortho Nr. 5 empfehlenswert.

Hinweis

Es gibt zwei Grundhaltungen im Leben. Auf der einen Seite die aktive, bei der der Mensch von sich aus gestaltend auf das Leben zugeht und auf die Anforderungen des Lebens antwortet. Und auf der anderen Seite die passive, abwartende, bei der man sich vom Leben abholen, aber auch über sich hinweg entscheiden lässt.

Eine große Gefahr besteht darin, zu sehr in der Vergangenheit hängen zu bleiben. Es sollte immer wieder etwas Neues gemacht werden, sonst tendiert der Alltag zur Langeweile. Dann wird die Zeit totgeschlagen und in der so geliebten

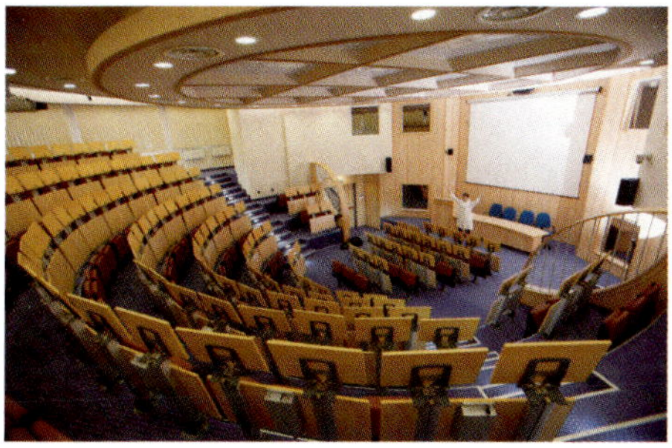

▲ Viele Universitäten bieten heute Studien für Senioren an.

guten alten Zeit verweilt. Das hat ja etwas für sich, aber sollte nicht alles in Beschlag nehmen. Es gilt, Unternehmergeist und Mut zusammenzunehmen und mit der Power-Mischung (siehe Seite 55) zu unterstützen, dass die geplanten Unternehmungen auch gelingen.

Etwas Neues lernen

Lernen im Alter, das kann schon beschwerlich sein und es gehört eine ganz gehörige Portion Mut dazu, noch einmal etwas ganz Neues anzufangen. Mut ist auch nötig, wenn man sich entschließt, im Alter studieren zu wollen. Immer mehr ältere Menschen beschäftigen sich intensiv mit einem Fachgebiet, das sie schon immer interessierte oder das sie neu für sich entdecken.

Die spezielle Lernmischung sollte in Verbindung mit dem Vitamin-B-Komplex oder einer geeigneten Kombination von Nährstoffen aus dem Bereich der orthomolekularen Medizin[38] eingenommen werden. Zusätzlich viel trinken nicht vergessen!

Mineralstoff	Aufgabenbereich	Stückzahl/Tag
Ferrum phosphoricum Nr. 3	bringt Sauerstoff ins Gehirn	20
Kalium phosphoricum Nr. 5	baut Gehirnsubstanz auf	20
Kalium sulfuricum Nr. 6	bringt Sauerstoff in die Zellen, reinigt	10
Natrium chloratum Nr. 8	reguliert den Flüssigkeitshaushalt, sorgt für ausreichenden Liquor in Gehirn und Rückenmark	20
Natrium sulfuricum Nr. 10	scheidet Schadstoffe aus, reinigt	20

38 Adler Ortho Nr. 5

Auch Hobbys sollten gepflegt werden, soweit Sie schon welche haben. Und wenn nicht, frisch ans Werk.

Feste feiern

In vielen Orten gibt es Senioren- oder Pensionistenclubs, die ein reges Vereinsleben bieten. Manchmal geht es dort auch hoch her. Als Vorbereitung ist die Power-Mischung (siehe Seite 55) sehr effektiv. Kommt am nächsten Tag der Kater, dann ist die „Schützenfestmischung“ angesagt: Ferrum phosphoricum Nr. 3, Kalium phosphoricum Nr. 5, Natrium chloratum Nr. 8, Natrium phosphoricum Nr. 9 und viel von Natrium sulfuricum Nr. 10. Von jedem Mineralstoff sollten je nach Belastung je 10 bis 20 Tabletten eingenommen werden.

Manche Lebensmittel werden mit zunehmendem Alter nicht mehr so gut vertragen. Bei Verdauungsbeschwerden helfen jeweils 10 bis 20 Tabletten Kalium sulfuricum Nr. 6, Natrium phosphoricum Nr. 9 und Natrium sulfuricum Nr. 10.

Allein der Gedanke an eine gepflegte Kaffeetafel lässt schon eine richtig angenehme Gemütlichkeit aufkommen. Wer die Belastungen des Kaffees ausgleichen will, sollte nicht nur ein großes Glas Wasser zum Kaffee trinken, weil er ein großer Flüssigkeitsräuber ist. Es sollte auch eine entsprechende Mineralstoffmischung eingenommen werden:

Mineralstoff	Aufgabenbereich	Stückzahl/Tag
Ferrum phosphoricum Nr. 3	Kaffee ist ein Eisenräuber.	10
Kalium chloratum Nr. 4	Die Drüsen werden beansprucht.	10
Kalium sulfuricum Nr. 6	Die Bauchspeicheldrüse wird beansprucht.	10
Natrium chloratum Nr. 8	Kaffee ist ein Flüssigkeitsräuber	20
Natrium phosphoricum Nr. 9	Kaffee wirkt versäuernd.	20
Natrium sulfuricum Nr. 10	Die Leber wird mit Röststoffen belastet.	20

Gesang gehört zum Feiern einfach dazu. Das gemeinschaftliche Singen wird mit Calcium fluoratum Nr. 1 und Natrium chloratum Nr. 8 erfolgreich unterstützt. Calcium fluoratum Nr. 1 ist für die Elastizität der Stimmbänder zuständig und Natrium chloratum Nr. 8 für eine gute Durchfeuchtung des Kehlkopfes.

Soziale Kontakte pflegen

Auch ehrenamtliches Engagement ist eine Möglichkeit, seine Fertigkeiten und Lebenserfahrung sinnvoll einzubringen. Ob im Verein, in einem Hilfsprojekt, im Tierschutz oder der Nachbarschaftshilfe – vielerorts werden Freiwillige gesucht. Dadurch bietet sich eine unschätzbare Gelegenheit, soziale Kontakte zu knüpfen.

Wo sich viele Frauen engagieren, das sind ihre Enkel. Da wird so manches Wochenende, ja sogar manche Woche gegeben. Und es macht Freude. So manche Oma hat ihrem Enkel bei kleinen Wehwehchen die Mineralstoffe nach Dr. Schüßler verabreicht – und sie wurden mit großer Begeisterung verschlungen und haben geholfen. So manches Kind hat durch die Großmutter erste Bekanntschaft mit der Biochemie nach Dr. Schüßler gemacht. So geht die Tradition dieser Heilweise weiter, denn es dauert nicht lange, dann wird auch die Mutter sich für diese Mineralstoffe öffnen.

Wenn sie diese nicht auch schon längst in ihrer Hausapotheke hat. Die Großeltern selbst können sich mit der Power-Mischung auf ihre Enkel vorbereiten.

Auch ein Haustier ist ein lieber Begleiter für die ruhigen Tage im Leben. Ob es ein Hund, eine Katze oder ein Kanarienvogel ist, es wird wieder lebendiger im Haus. Über Haustiere lassen sich zudem leichter Kontakte zu anderen Tierbesitzern herstellen und vielleicht wird ein gemeinsamer Spaziergang oder das Treffen auf der Hundewiese bald liebe Gewohnheit.

Tipp

Einschlafmischung für aufgeregte und aufgekratzte Enkel: Calcium phosphoricum Nr. 2 und Magnesium phosphoricum Nr. 7. Von jedem Mineralstoff sieben bis zehn Tabletten verabreichen.

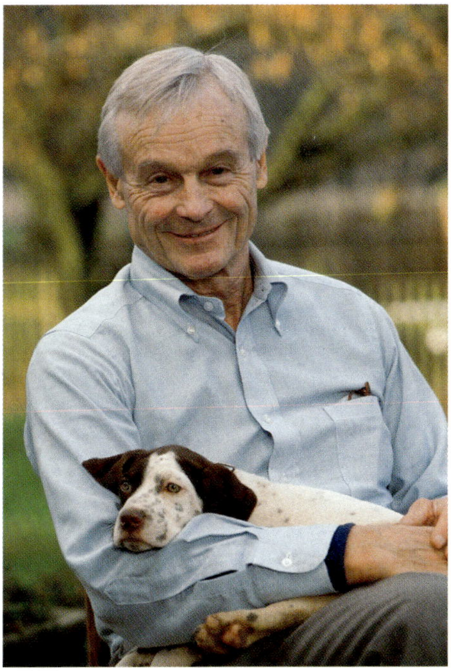

▲ Mit einem Haustier kommt Leben ins Haus.

Fit im Alter

Wenn es keine größeren gesundheitlichen Beschwerden gibt, kann man von jedem Mineralstoff sieben bis zehn Stück täglich in einem Glas Wasser aufgelöst einnehmen. Das nennt man Gießkannenprinzip! Sollten bei einem Mineralstoff größere Mängel bestehen, die durch zunehmende Probleme oder eine Antlitzanalyse erkannt werden können, kann der betreffende Mineralstoff entsprechend in der Dosis erhöht werden. Die Einnahme führt auf Dauer zu einer erhöhten Leistungsfähigkeit und einer erhöhten Abwehrkraft.

Freiheit ist tatsächlich die Einsicht in das, was die Not wendet. Da muss man tatsächlich auf manches verzichten. In diesem Alter hat man meistens eine bessere Beziehung zum eigenen Körper gewonnen und spürt viel deutlicher, was einem guttut und was nicht. Diese Sensibilität schützt uns und kann uns helfen, den Körper lange gesund zu erhalten.

Besser sehen

Beim grauen Star trübt sich die Linse ein, was vor allem auf Ablagerungen oder einer verringerten Produktion von Tränenflüssigkeit zurückzuführen ist. Ist der Prozess zu weit fortgeschritten, dann sollte man eine Operation nicht scheuen. Die Lebensqualität wird wesentlich verbessert.

Als Mineralstoffkombination können Kalium chloratum Nr. 4, Natrium chloratum Nr. 8 als Hauptnummer, Natrium phosphoricum Nr. 9 und Silicea Nr. 11 angewendet werden, je zehn Stück täglich und von Natrium chloratum Nr. 8 die doppelte Dosierung. Genug Wasser trinken ist hier besonders wichtig.

Beim grünen Star ist der Augeninnendruck erhöht. Das liegt meist an einem mangelnden Abtransport von Schadstoffen. Deshalb ist Natrium sulfuricum Nr. 10 das Mittel der Wahl. Neben der Einnahme sollten eventuell auch Mineralstoffaugentropfen angewendet werden, wie sie in einer Apotheke mit ausgebildetem Mineralstoffberater erhältlich sind. Die Herstellung der Tropfen ist auch in unserem „Handbuch der Biochemie“ (siehe Literaturverzeichnis Seite 160) beschrieben.

Als Mineralstoffkombination kommt in Betracht: Kalium chloratum Nr. 4, Kalium phosphoricum Nr. 5, Magnesium phosphoricum Nr. 7, Natrium chloratum Nr. 8, Natrium phosphoricum Nr. 9, Natrium sulfuricum Nr. 10 als Hauptnummer und Silicea Nr. 11, je zehn Tabletten täglich und von Natrium sulfuricum Nr. 10 die doppelte Menge.

Niedriger Blutdruck

Der Bluthochdruck wurde schon im vorhergehenden Kapitel behandelt (siehe Seite122). Manchen älteren Menschen macht allerdings auch ein niedriger Blutdruck zu schaffen. Auch hierbei muss der Schlafplatz beachtet werden (siehe Seite 100). Ein Säureüberschuss drückt ebenfalls den Blutdruck, ebenso Energiemangel. Folgende Kombination, je zehn Tabletten täglich eingenommen, kann den Blutdruck unterstützen: Calcium phosphoricum Nr. 2, Ferrum phosphoricum Nr. 3, Kalium phosphoricum Nr. 5, Magnesium phosphoricum Nr. 7, Natrium chloratum Nr. 8 und Natrium phosphoricum Nr. 9.

Schutz bei körperlicher Anstrengung

Die Jahre machen sich doch bemerkbar. Knochen und Gelenke brauchen einen besonderen Schutz. Das heißt nicht, sich möglichst zu schonen und nicht mehr zu bewegen, ganz im Gegenteil. Bewegung hält Gelenke und Bänder elastisch. Doch körperliche Höchstleistungen sollte keiner mehr von sich fordern. Auch eine gute Unterstützung durch die Schüßler-Mineralstoffe hält Skelett und Muskulatur fit (siehe auch „Sportliche Betätigung ist jetzt wichtig“, Seite 135).

Nach Sport und körperlicher Anstrengung fördert folgende Mischung die Regeneration, eventuell zusammen mit einer geeigneten Kombination von Nährstoffen aus dem Bereich der orthomolekularen Medizin[39]

Mineralstoff	Aufgabenbereich	Stückzahl/Tag
Calcium fluoratum Nr. 1	sorgt für Elastizität der Sehnen und Bänder	7
Ferrum phosphoricum Nr. 3	erhöht den Stoffwechselumsatz	10–20
Kalium chloratum Nr. 4	unterstützt die Drüsenarbeit	10
Kalium phosphoricum Nr. 5	sorgt für Regeneration	10
Kalium sulfuricum Nr. 6	beugt Muskelkater vor	10
Magnesium phosphoricum Nr. 7	regeneriert die Muskulatur	10
Natrium chloratum Nr. 8	sorgt für Regeneration	10–20

(Fortsetzung nächste Seite)

39 Adler Ortho Nr. 9 und Nr. 10

Mineralstoff	Aufgabenbereich	Stückzahl/Tag
Natrium phosphoricum Nr. 9	baut Säure ab	10–20
Natrium sulfuricum Nr. 10	baut Schadstoffe ab	10–20
Silicea Nr. 11	stärkt das Bindegewebe	7

Für die äußere Anwendung können viele Kombinationen der Mineralstoffe nach Dr. Schüßler in Anwendung gebracht werden[40].

Abschied nehmen

In diesem Alter heißt es, von immer mehr Menschen und Dingen Abschied zu nehmen. Das kann zum Beispiel eine zu groß gewordene Wohnung oder ein Haus sein. Wenn die Versorgung des Haushalts zu beschwerlich wird, ist das Seniorenheim ein wichtiges Thema.

Es ist ohne Zweifel schwer, aus der gewohnten Umgebung hinauszugehen. Immer wieder hört man: „Einen alten Baum verpflanzt man nicht!" Das hat schon etwas für sich, aber manchmal ist es besser, seinen ganzen Mut zusammenzunehmen und etwas Neues zu probieren.

Es gibt auch in Seniorenheimen die Möglichkeit, als Paar zu wohnen. Das macht vor allem Sinn, wenn einer der beiden gesundheitlich belastet ist und Pflege braucht, die der Partner allein nicht mehr leisten kann. Man sollte sich allerdings rechtzeitig einen Platz reservieren.

Ein besonderes Problem im Alter ist die Einsamkeit. Und das ewige Warten auf den immer nächsten Fixpunkt im Alltag. Irgendwann glaubt man, auf Dauer allein zu sein, wäre richtig. Ist es aber nicht. Auch deshalb hat eine Seniorengemeinschaft sehr viel für sich.

Schwer fällt der Abschied von geliebten Menschen. Was bleibt, das sind die Erinnerungen und die Gewissheit: „Schön, dass sie gewesen ist, diese gemeinsame Zeit." Dann bleibt oft als letzte, gern erfüllte Pflicht, die Gräber der Familie zu pflegen.

Bei einem Schock durch plötzliches Alleinsein und einer depressiven Verstim-

40 Regidol Sportserie

mung sollten Kalium phosphoricum Nr. 5 und Calcium sulfuricum Nr. 12 über längere Zeit in höheren Dosen bis zu 30 Tabletten je Mineralstoff eingenommen werden. Nach einigen Tagen müssen Natrium phosphoricum Nr. 9 und Natrium sulfuricum Nr. 10 in der gleichen Dosierung dazu eingenommen werden.

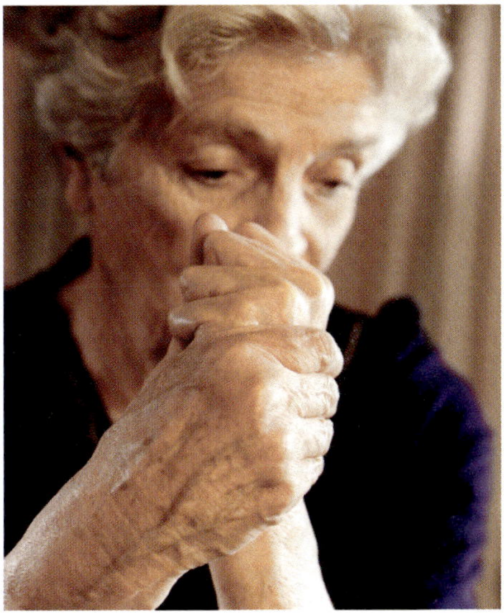

Abschied nehmen fällt schwer. Doch es bleiben die schönen Erinnerungen.

Lebenswertes Alter (70 bis 80 Jahre)

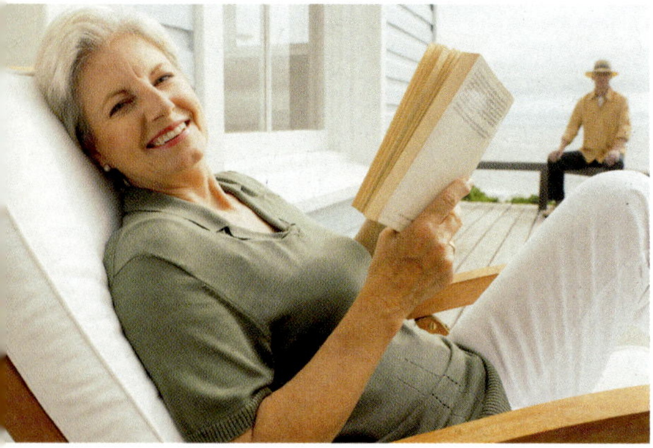

Die Generation der 70- bis 90-Jährigen hat es in der Geschichte der Menschheit noch nicht gegeben. Zwar gab es immer schon Menschen, die sehr alt geworden sind, doch die Steigerung der Lebenserwartung in den vergangenen Jahrzehnten führte dazu, dass es heute immer mehr ältere und alte Menschen gibt, eine neue Generation.

◀ Mit Büchern kann man um die ganze Welt reisen, ohne auch nur einen Schritt zu tun.

Alles ist relativ

Alt sind immer nur die anderen! Und man merkt gar nicht, dass man selbst schon in den Jahren ist, die man selbst noch als die „alten" bezeichnet hat. Der eigene Blick ist sehr relativ, fließend und passt sich den momentanen Gegebenheiten immer wieder an.

Es ist aber auch wichtig, dass man sein eigenes Alter akzeptiert. Sonst besteht die Gefahr, die eigenen Möglichkeiten zu überschätzen und vielleicht sogar dem eigenen Leben Schaden zuzufügen. Das bedeutet, auf seinen Körper Rücksicht zu nehmen, heißt aber nicht, sich starr und unbeweglich aufs Altenteil zurückzuziehen.

Hinweis

Jugendlichkeit hat etwas mit Lebendigkeit zu tun, die man sich erhalten soll.

Es ist erstaunlich, wie intensiv sich ältere Menschen mit ihrem Leben und ihren Mitmenschen auseinandersetzen. Oft gibt es eine Reifung in den älteren Jahren. So wie sich in einem aufgewühlten Glas das Trübe langsam setzt und die Flüssigkeit klar wird, so klärt sich manche Situation des Lebens.

Der Wert des Lebens liegt nicht nur im Konsum, sondern auch in den Werten,

AUS MEINER PRAXIS

Ich habe es bewundert, wie meine verwitwete Mutter mit Ende 70 von sich aus feststellte, dass ihre Wohnung für sie jetzt zu groß war, und beschloss, ins Seniorenwohnheim zu gehen. Sie löste ihren kompletten Haushalt selbst auf. Dann kam die Übersiedlung mit dem wenigen, was sie in ihre neue Wohnung mitnehmen konnte. Mit Freude berichtete sie dann, wie gut ihr die neue Umgebung tue, vor allem, dass sie sich um nichts mehr zu kümmern brauche. Ihre Energie steckte sie dann in viele Fahrten, weil sie so gerne reiste. Da das Heim ganz in unserer Nähe liegt, können wir, meine beiden Brüder und ich, sie oft besuchen und mit dem Rollstuhl geht's dann manchmal auch ins Kaffeehaus. Vor, während und nach dem Umzug unterstützte ich meine Mutter nicht nur mit praktischer Hilfe, sondern auch mit den Mineralstoffen nach Dr. Schüßler entsprechend dem gerade aktuellen Problem.

die ich verwirklichen kann, und vor allem in den Einstellungen, die ich im Verlauf des Lebens auszubilden imstande war. So sind Kindheit und Jugend dadurch gekennzeichnet, dass in sie investiert wird, dass Ausbildungen gemacht und ein Beruf erworben wird. In der aktiven, berufstätigen Zeit sind es die Werte, die im Beruf, in der Familie und in der Freizeit geschaffen werden. Gleichzeitig gibt es auch die Erlebniswerte wie Genießen und Reisen.

Im Alter sind es dann die Einstellungen, die zu der Lebenssituation ausgebildet werden müssen wie Geduld, Verständnis, Einfühlungsvermögen, Nachsicht oder Humor. Auch ein Mensch ohne Arbeit ist wertvoll. Bei gesundheitlichen Beschwerden müssen Einschränkungen akzeptiert und in einer angemessenen Haltung verarbeitet und getragen werden. Der Abschied von geliebten Menschen muss verarbeitet werden.

Einschränkungen betreffen aber nicht nur den Bewegungsraum, es gibt sie auch beim Horizont. Die Welt kann sehr klein werden. Besuche sind dann meist hochwillkommen. Auch das Radio- oder Fernsehgerät, (Hör-)Bücher und Zeitschriften können die Welt ins eigene Zimmer bringen und erweitern, wenn nicht nur passiv konsumiert, sondern eine aktive Auswahl getroffen wird.

Das Beste aus dem Alter machen

Um körperliche und seelische Gesundheit anzustreben, sollten die Mineralstoffspeicher aufgefüllt werden. Das kann entweder nach dem so genannten Gießkannenprinzip (siehe Seite 144) oder der erweiterten Power-Mischung (siehe Seite 90) geschehen. Den Rest des Lebens, übertrieben ausgedrückt, im Wartezimmer des Arztes zu verbringen ist sehr unbefriedigend.

Einschränkungen akzeptieren

Wenn man in der Wohnung bleiben möchte, stellt sich die Frage der Umgestaltung. Das sind nicht nur eine neue Tapete oder Möbel, die Freude machen. Heute gibt es eine Vielzahl an praktischen Hilfsmitteln, vom elektronisch verstellbaren Bett bis zum Badewannensitz, die es älteren Menschen erlauben, auch mit körperlichen Einschränkungen allein zu leben. Geachtet werden sollte vor allem auf Stolperfallen wie Türschwellen oder rutschende Teppiche. Stürze mit der Folge eines Oberschenkelhalsbruches sind die häufigste Ursache für Pflegebedürftigkeit.

Zur Vorbeugung von Gebrechlichkeit gibt es eine eigene Kombination der Mineralstoffe nach Dr. Schüßler: Calcium fluoratum Nr. 1, Calcium phosphoricum Nr. 2, Ferrum phosphoricum Nr. 3, Kalium phosphoricum Nr. 5, Natrium chloratum Nr. 8, Kalium arsenicosum Nr. 13 und Calcium carbonicum Nr. 22, jeweils täglich sieben bis zehn Tabletten.

Bei Hörschwäche können folgende Mineralstoffe helfen: Calcium fluoratum Nr. 1, Ferrum phosphoricum Nr. 3, Kalium chloratum Nr. 4, Kalium phosphoricum Nr. 5 und Natrium chloratum Nr. 8, täglich jeweils sieben bis zehn Tabletten. Aber ein Hörgerät ist eine Überlegung wert! Bei Problemen mit dem Geruchssinn ist Natrium chloratum Nr. 8 in hohen Dosen von 20 bis 30 Stück täglich anzuraten.

Der Altersschwindel verlangt nach Ferrum phosphoricum Nr. 3, Kalium phosphoricum Nr. 5 und Natrium chloratum Nr. 8, täglich zehn Tabletten. Fehlt es an Kraft, wird Kalium phosphoricum Nr. 5 (täglich 20 bis 30 Tabletten) in Verbindung mit einer geeigneten Kombination von Nährstoffen aus dem Bereich der orthomolekularen Medizin[41] eingenommen.

Noch eine neue Hüfte, ein künstliches Kniegelenk? Wenn man sich zu diesem Schritt entschließt, dann ist eine gute Vorbereitung (siehe Seite 127) von besonderer Bedeutung. Die Operationen gehen an die Grenzen der Lebenskraft

41 Adler Ortho Nr. 5

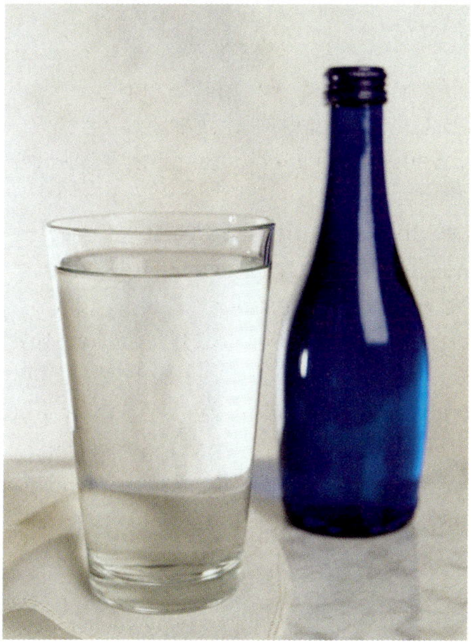

▲ Wasser ist „Schmierstoff" fürs Gehirn. Trinken Sie ausreichend.

und man muss den gewonnenen Lebenswert zu den Belastungen, die man auf sich nehmen muss, ins Verhältnis setzen.

Auf das Gewicht sollte ebenfalls geachtet werden. Moderate Bewegung ist wichtig, denn wer rastet, der rostet. Mit einer entsprechenden Versorgung des Körpers mit Mineralstoffen (siehe Seite 98) können Verschleißerscheinungen gering gehalten werden, nicht normale Alterungsphänomene. Natürliche Alterungsprozesse lassen sich nur in einem „good aging" abschwächen.

Hinweis

Nicht jede Vergesslichkeit oder Verwirrtheit ist eine Demenz. Zu wenig trinken kann das Gehirn beeinträchtigen und demenzartige Erscheinungen auslösen. Sie verschwinden rasch wieder, wenn genug Flüssigkeit aufgenommen wird.

Viele ältere Menschen trinken zu wenig. Steht dem Körper zu wenig Flüssigkeit zur Verfügung, betrifft das auch die Liquorflüssigkeit, die Rückenmark und Gehirn versorgt.

Da gibt es ältere Menschen, die nur wenige Schluck Wasser hinunterbringen. Diesen Menschen fehlt Natrium chloratum Nr. 8. Davon sollten dann täglich 20 Tabletten eingenommen werden. Oder man gibt wenige Körner Salz, am besten frisch gemahlenes Meersalz, in ein Glas Wasser. Dann gut umrühren, zwei Esslöffel des Wassers in ein weiteres geben und noch einmal mit Wasser auffüllen, gut umrühren und trinken.

Zeit für Gelassenheit

Im Laufe der vielen Jahre wurden so manche Handlungen gesetzt, manche Entscheidung getroffen und manches Wort gesagt, die sich als unklug erwiesen haben. Doch vieles ließ sich nicht mehr rückgängig machen. Wie gut, wenn man aus solchen Situationen gelernt hat. Vielleicht kann man das eigene Wissen, ohne erhobenen Zeigefinger, an die junge Generation weitergeben (siehe auch „Die Weisheit des Alters", Seite 153).

Nicht so gut ist es, wenn auf früheren fixen Vorstellungen vom Leben beharrt wird. „Wir waren ja früher auch nicht dumm!", wird dann formuliert, um den eigenen Standpunkt zu untermauern.

Eine große Gefahr der Einschränkung ist die Alltagsroutine. Manchmal fehlt einfach die Kraft, sie noch zu ändern. Auf der anderen Seite entlastet die Lebensroutine, sie spart Kraft, weil alles in gewohnter Weise leichter von der Hand geht. Manchmal ist es die Alltagsroutine, die über manche schwierige Zeit hinüberrettet, weil sie wie ein Geleise fest und stabil ist.

Vergesslichkeit muss nicht sein

Die häufig aufgestellte Behauptung, bei älteren Menschen lasse die intellektuelle Leistungsfähigkeit nach, hat sich nach neueren Forschungen als falsch erwiesen. Zwar brauchen Senioren oft mehr Zeit, das hängt aber damit zusammen, dass ältere Menschen gründlicher nachdenken und vorsichtiger sind. Im Vergleich zu Jüngeren machten sie bei Tests deswegen auch weniger Fehler.

Flexibilität und Beweglichkeit, auch des Geistes, werden durch Calcium fluoratum Nr. 1, Kalium phosphoricum Nr. 5, Natrium chloratum Nr. 8 und Manganum sulfuricum Nr. 17 unterstützt. Sie sollten täglich in einer Menge von sieben bis zehn Tabletten eingenommen werden.

Fit bis ins hohe Alter (über 80 Jahre)

Auch wenn in diesem Alter vieles nicht mehr so schnell von der Hand geht wie früher, ist es doch möglich, noch fit zu sein. Dazu trägt vor allem auch eine Einstellung bei, die neugierig auf die Zukunft ist.

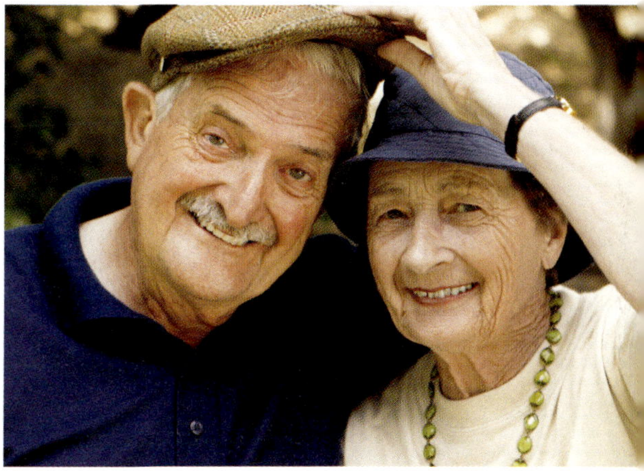

Mit Humor lassen sich die Beeinträchtigungen des Alters leichter ertragen.

Leben als UHU

Ich wollte diesen Lebensabschnitt als das „Leben als UHU" bezeichnen. Damit ist humorvoll das Leben „unter hundert" gemeint, eine Anspielung auf die Weisheit des Alters. Das Leben als ÜHU (über hundert) ist selten, kommt heute aber auch immer öfter vor.

Die Weisheit des Alters

Eine der edelsten Haltungen und Einstellungen, die es im Leben des Menschen gibt, das ist der Humor. Damit meine ich nicht den Galgenhumor, sondern die Abgeklärtheit des Alters. Ein alter Mensch weiß, dass vieles, was schlimm oder gar böse ausschaut, es in Wirklichkeit nicht ist.

Es gibt in Familien manchmal gespannte Situationen und da braucht es nur einen humorvollen Satz, alles lacht und die Spannung ist gelöst. Dieser Humor ist eine Kunst – Lebenskunst! Er hängt auch mit der Weisheit des Alters zusammen. Denn da nimmt man sich selber nicht mehr so ernst. Da kann man dann schon einmal über sich selbst schmunzeln, wenn so manche Erinnerungen hochkommen, was so alles getrieben wurde in der Jugend. Soll man dann der heutigen Jugend das krummnehmen?

Es gibt allerdings auch manchmal Handlungen und Entscheidungen von älteren Menschen, die nicht unbedingt nachvollzogen werden können. Das kann dann als die Torheit des Alters bezeichnet werden.

Leben ist jetzt

Trotz des hohen Alters sollte man jeden Tag seines Lebens genießen. Und sich auch manches gönnen und nicht denken, man sei schon zu alt. Ich las in einer Zeitschrift, dass eine Frau an ihrem 102. Geburtstag sagte, sie bedaure, dass sie sich als 70-Jährige das Gebiss nicht mehr hatte richten lassen, weil sie glaubte, es sei sowieso schon zu spät.

So kann es gehen. Wie lang das Leben währt, das können wir nicht bestimmen. Wir haben aber mit unserer Einstellung zu Gesundheit und Gemeinschaft mit den Mitmenschen großen Einfluss darauf.

Aussöhnung mit dem eigenen Leben

Jetzt ist die Zeit, sich mit dem eigenen Leben auszusöhnen. Das heißt, sich selbst nichts nachzutragen, Einsicht in die eigenen Schwächen zu bekommen, und dadurch Nachsicht, nicht nur sich selbst, sondern auch seinen Kindern, Schwiegerkindern und Enkeln gegenüber zu haben. Die eigenen Grenzen werden, was den Körper anbelangt, wohl immer enger. Dafür werden die inneren immer weiter. Dieses weite Herz wünschen sich die Jüngeren, damit sie kommen können mit ihren Sorgen. Dann heißt es nicht umsonst: „Mit der Oma, dem Opa kann ich über alles reden!"

Hinweis

Die Sehnsucht nach einsichts- und verständnisvollen Menschen ist sehr groß. Den jungen Menschen Verständnis entgegenzubringen und ihnen nur schon allein durch Zuhören beim Leben zu helfen ist einer der größten Werte, die es in dieser Welt zu leben gibt.

Dann werden auch die Marotten der älteren Generation von den Jungen ertragen, das Erzählen der immer gleichen Geschichten, das Anbieten der immer gleichen Speisen und Getränke. Denn ein alter Mensch will nicht ununterbrochen sein Leben neu entwerfen müssen. Liebgewordene Gewohnheiten helfen dabei, den Alltag besser zu bewältigen.

Hilfe annehmen können

Ältere Menschen sind immer mehr auf die Hilfe anderer angewiesen. Das kann die Hilfe der Familie, eine Hauskrankenpflege oder im Seniorenheim die Pflege des Personals sein. Hilfe anzunehmen,

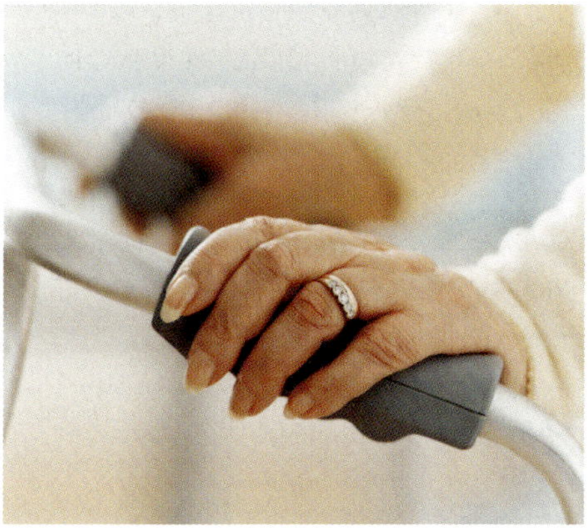

das muss auch gelernt werden und man sollte sich nicht zu lange dagegen wehren. Unabhängigkeit ist sehr gut, aber wenn sie nicht mehr aufrechterhalten werden kann, muss sie aufgegeben werden. Auch darin besteht Weisheit und Lebenskunst.

◄ Man muss auch lernen, Hilfe anzunehmen.

Immer noch für die Gesundheit sorgen

Auch bei noch so schweren gesundheitlichen Niederschlägen ist es erstaunlich, wie sich alte Menschen oft wieder erholen. Der Lebenswille, die Lebenskraft sind erstaunlich.

Manchmal stellt sich auch die Frage, ob alternative Methoden oder Maßnahmen der Schulmedizin eingesetzt werden müssen. Manchmal ist es schon zu spät, um mit den Schüßler-Mineralstoffen oder Blütenessenzen gesundheitliche Belastungen zu verhindern. Sie können dann nur noch durch die ärztliche Behandlung begleitet werden.

Die Mineralstoffspeicher sind oft ausgeschöpft oder zumindest stark reduziert. Mit dem bereits erwähnten Gießkannenprinzip (siehe Seite 144) werden alle Mineralstoffe verabreicht, die dann dem Körper wieder zur Verfügung stehen.

Unabwendbares Schicksal Gebrechlichkeit?

Die Gebrechlichkeit nimmt zu, aber die medizinischen Hilfen sind heute großartig, so dass nicht alles durchlitten werden muss, was sich an schmerzhaften Einschränkungen einstellt. Auch ein Oberschenkelhalsbruch kann überwunden werden, wenn er medizinisch gut versorgt, die Operation vorbereitet und für die Ausscheidung der Narkosegifte eine gute Mineralstoffmischung (siehe Seite 127) eingenommen wird.

Für viele ältere Menschen ist es das Schrecklichste, ein Pflegefall zu werden. Doch ich habe es bei meiner über 80

Jahre alten Mutter erlebt, wie sie sich tapfer aus ihrer Desorientiertheit und Pflegebedürftigkeit herausgearbeitet hat. Auch wenn sie noch bei manchen Verrichtungen Hilfe benötigt.

Die Abwehrkräfte lassen nach und eine Lungenentzündung kann aus der kleinsten Erkältung entstehen. Sie zeigt eine dramatische Absenkung der Lebenskraft an und fordert eine massive Aufnahme der Mineralstoffe nach Dr. Schüßler. Zusätzlich zur ärztlichen Behandlung sollten täglich je 20 bis 30 Tabletten Ferrum phosphoricum Nr. 3, Kalium chloratum Nr. 4, Kalium phosphoricum Nr. 5, Natrium chloratum Nr. 8, Calcium sulfuricum Nr. 12 und Manganum sulfuricum Nr. 17 verabreicht werden.

Schwere geistige Erkrankungen

Bei so schweren Erkrankungen wie Demenz, Alzheimer-Erkrankung und Senilität steht eine alternative Heilweise auf verlorenem Posten. Die Biochemie nach Dr. Schüßler eignet sich allerdings gut für die Vorbeugung. Die Störungen des Gehirns werden durch Schadstoffe verursacht, die sich im Gehirn ablagern. In der Biochemie nach Dr. Schüßler gibt es einige Mineralstoffe, die die so gefürchteten Schwermetalle ausleiten helfen (siehe Seite 107).

In der Biochemie nach Dr. Schüßler wird davon ausgegangen, dass die angebotenen Mineralstoffverbindungen dem Organismus unterstützend zur Seite stehen und den Mineralstoffhaushalt regulieren. So kann gerade bei Demenz und Alzheimer-Erkrankung zumindest mit einiger Hoffnung auf Stillstand oder sogar Linderung begleitet werden. Schon bei den ersten Zeichen sollte eine Kombination aus Calcium fluoratum Nr. 1, Ferrum phosphoricum Nr. 3, Kalium phosphoricum Nr. 5, Natrium chloratum Nr. 8, Natrium phosphoricum Nr. 9, Silicea Nr. 11, Calcium sulfuratum Nr. 18, Cuprum arsenicosum Nr. 19, Kalium-Aluminium sulfuricum Nr. 20 und Zincum chloratum Nr. 21 zur Anwendung kommen. Von jedem Mineralstoff werden täglich zehn Tabletten gelutscht.

WIE ERKENNE ICH ...

Demenz

Nachlassende Konzentrationsfähigkeit und Denkleistung, Verschlechterung des Kurzzeitgedächtnisses, Müdigkeit, Verhaftung in der Vergangenheit, zunächst zeitliche Desorientierung, später örtliche Desorientiertheit, Wahnvorstellung, Nichterkennen bekannter Personen und Gegenstände, Verlust von Alltagsfähigkeiten (Anziehen, Einkaufen).

Im Falle einer zusätzlichen schweren Belastung mit Schadstoffen müssen außerdem Kalium sulfuricum Nr. 6, Natrium sulfuricum Nr. 10 und Selenium

Nr. 26 in der gleichen Dosierung gegeben werden. Auch das Trinken darf nicht vergessen werden. Sollte es tatsächlich eine wahrnehmbare Veränderung in Richtung Wirklichkeitsverlust geben, dann sollte unbedingt, neben der ärztlichen Begleitung, eine Betreuung beantragt werden.

Leben erhalten um jeden Preis?

Es gibt in letzter Zeit die Möglichkeit, in einer so genannten Patientenverfügung zu bestimmen, unter welchen Umständen lebenserhaltende Maßnahmen nicht mehr weiter aufrechterhalten werden sollen. Darum sollte man sich rechtzeitig kümmern, möglichst schon in jungen Jahren, denn niemand ist davor sicher, durch einen Unfall oder eine lebensbedrohliche Krankheit seinen Willen nicht mehr äußern zu können. Informationen bieten verschiedene soziale Organisationen, unter anderem die Kirchen, an.

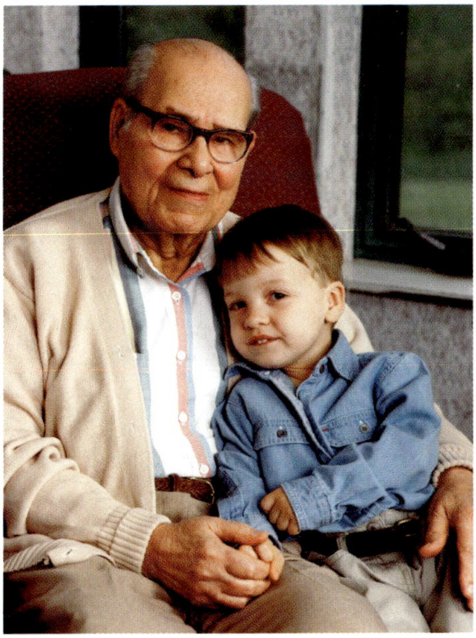

▲ Mit der Gelassenheit des Alters wächst Verständnis für die Jüngeren.

Abschied in Würde

Es hängt von der Einstellung ab, ob dieses Kapitel, auch wenn es schwer zu schreiben ist, ein trauriges wird. Was heute vielleicht ein Problem ist, das ist der Umgang mit dem Abschied. Der Sterbende weiß, dass er nicht mehr lange lebt. Auch die Angehörigen wissen es, aber sie sprechen nicht miteinander darüber. Wir verdanken es der Psychologin Elisabeth Kübler-Ross, die zahlreiche Bücher über das Sterben und Sterbende geschrieben hat, dass diese letzten Wochen, Tage und Stunden in Würde und Achtung vergehen können, ohne dass die Realität verdrängt werden muss.

AUS MEINER PRAXIS

Ich werde nicht vergessen, wie ich mit meinem sterbenden Vater alle die Stufen, die von Kübler-Ross beschrieben werden, mitgegangen bin, vom Nichtwahrhabenwollen bis zum Abschied, als ich ihm zum letzten Mal eine Tasse Kaffee einschenkte. Zwei Stunden später war sein Leidensweg zu Ende.

Heute gibt es Bewegungen, wie die Hospizbewegung, und weitere Möglichkeiten des letzten Beistandes, die in Anspruch genommen werden können, um dem Leben einen würdigen Abschluss zu geben. Viele haben Angst vor dem, was auch als Annäherungstod beschrieben wurde, weil die Grenze zwischen Leben und Tod durch moderne technische Errungenschaften der Medizin immer mehr verschwimmt.

Das Leben klingt aus. Es war ein reiches erfülltes Leben – zufrieden einschlafen. Wenn das Leben nicht mehr lebenswert ist, dann muss der Wille des Sterbenden geachtet werden. Er sollte in Würde sterben können, wie es die Patientenverfügung ermöglicht!

Zweite Geburt

Ein 84-jähriger französischer Philosoph wurde gefragt, was er jetzt kurz vor seinem Tod empfinde. Seine Antwort war: „Eine große Neugierde!“ So kann dann das zweitwichtigste Ereignis in unserem Leben nach der Geburt auch wieder eine Geburt genannt werden. Eine in eine neue Welt, für alle, die das wissen, und für die anderen, die es glauben.

Anhang

Literatur

Feichtinger, Thomas, Niedan, Susana, Mandl, Elisabeth: Handbuch der Biochemie. Karl F. Haug Verlag, Stuttgart 2005. ISBN 978-3-8304-7223-0.

Feichtinger, Thomas, Niedan, Susana: Antlitzanalyse in der Biochemie nach Dr. Schüßler. Der Bildatlas. Karl F. Haug Verlag, Stuttgart 2002. ISBN 978-3-8304-7151-6.

Feichtinger, Thomas: Psychosomatik und Biochemie nach Dr. Schüßler. Karl F. Haug Verlag, Stuttgart 2003. ISBN 978-3-8304-7160-8.

Feichtinger, Thomas: Biochemie nach Dr. Schüßler bei Hautkrankheiten und Allergien. Karl F. Haug Verlag, Stuttgart 2005. ISBN 978-3-8304-7193-6.

Feichtinger, Thomas, Niedan, Susana: Schüßler für Körper und Seele. Karl F. Haug Verlag, Stuttgart 2004. ISBN 978-3-8304-2168-9.

Feichtinger, Thomas, Niedan, Susana: Gesund durchs Jahr mit Schüßler-Salzen. Karl F. Haug Verlag, Stuttgart 2002. ISBN 978-3-8304-2064-4.

Feichtinger, Thomas, Niedan, Susana: Gesund abnehmen mit Schüßler-Salzen. Karl F. Haug Verlag, Stuttgart 2002. ISBN 978-3-8304-2069-9.

Feichtinger, Thomas, Niedan, Susana: Praxis der Biochemie nach Dr. Schüßler. Karl F. Haug Verlag, Stuttgart 2004. ISBN 978-3-8304-7211-7.

Feichtinger, Thomas, Niedan, Susana: Schüßler-Salze für Frauen. Karl F. Haug Verlag, Stuttgart 2003. ISBN 978-3-8304-2094-1.

Feichtinger, Thomas, Niedan, Susana: Schüßler-Salze für Ihr Kind. Karl F. Haug Verlag, Stuttgart 2004. ISBN 978-3-8304-2195-5.

Feichtinger, Thomas, Niedan, Susana: Schüßler-Salze kurz & bündig. Karl F. Haug Verlag, Stuttgart 2007. ISBN 978-3-8304-2241-9.

Feichtinger, Thomas, Niedan, Susana: Schüßler Beauty. Karl F. Haug Verlag, Stuttgart 2004. ISBN 978-3-8304-2169-6.

Feichtinger, Thomas, Niedan, Susana: Schüßler-Salze und Ernährung. Karl F. Haug Verlag, Stuttgart 2005. ISBN 978-3-8304-2179-5.

Körperpflegeprodukte der Adler Pharma

Facecare-Gesichtspflegeprodukte

- Face Clean: mildes Zuckertensid zur Gesichtsreinigung mit Teebaumöl
- Face Fresh: mildes Gesichtswasser ohne Alkohol mit Teebaumöl
- Gesichtscreme rosa: feuchtigkeitsspendende Gesichtscreme für die ganze Familie
- Gesichtscreme für anspruchsvolle Haut: Gesichtscreme für die empfindliche, zu Hautrötungen neigende Haut, mit wertvollem Borretschöl und Lecithin
- Seborive: feuchtigkeitsspendende und pflegende Gesichtscreme für eine Haut, die zu Unreinheiten und Akne neigt
- Lippenbalsam: Lippenpflege für rissige und zu Bläschen neigende Lippen

Bodycareprodukte – Körperpflege

- Dusch'n Fun Duschgel: Duschgel für Körper und Haare, so mild, dass es auch zur täglichen Rasur verwendet werden kann
- Evocell: Körpercreme mit Olivenölzusatz, bei Cellulite geeignet
- Körpercreme Regeneration: Körpercreme mit Olivenölzusatz für die tägliche Pflege
- Tendiva: besonders pflegende Körperlotion für feuchtigkeitsarme Haut
- Hand & Nail Lotion: fettarme und feuchigkeitsspendende Pflegelotion für den Tag, pflegt Hände und Nägel mit wertvollen, natürlichen Rohstoffen
- Massageöl: feine Olivenölemulsion zur Entspannung, Muskelregeneration und Gelenkepflege

Specialkörperpflegeproduke

- Askinel: Kälteschutzcreme mit hohem Fettanteil, hilft bei überaus starker Hornhautbildung an den Fersen und macht harte störende Narben weich und geschmeidig
- Base Dent: basische Mineralstoffzahnpasta mit einem feinen Geschmack, ohne Menthol- und Fluorzusatz und ohne Konservierungsmittel, homöopathiegeeignet
- CouBeVen: Pflegecreme für müde Beine, überbeanspruchte Venen und Couperose
- Pre & After Sun: fettfreies Gel zum Eincremen vor und nach dem Sonnenbad, auch bei Sonnenallergie geeignet
- Regidol Gelenkecreme: für überbeanspruchte und schmerzende Gelenke

Regidol Sportserie

- Pre Sport Gel: vor dem Sport aufgetragen als Vorsorge gegen Muskelkater
- After Sport Lotion: zur Pflege und Regeneration der Muskulatur nach dem Sport

Gut eingeführte fertige Kombinationen

- Gel W: zur Pflege von Wunden
- Cremegel E: zur Hautpflege bei juckender Haut
- Salbe H: zur Hustenvorsorge mit hochverdünnten Mineralstoffen
- Cremegel N, Salbe N: zur Hautpflege bei Neurodermitis

Entschlackungspaket der Adler Pharma

- Zell Fit: Entschlackung mit Mineralstoffen (Pulver)
- Hepaxen: Mineralstoffpulver zur Ausleitung von Schadstoffen und Schwermetallen
- Mineralstoffbadesalz: lindert Juckreiz, leitet energetische Spannungen ab
- BaseCare: entsäuerndes und entschlackendes basisches Bad, auch als Breimaske bei Cellulite, Akne, Sonnenallergie usw. geeignet. Bei der Anwendung von Zell Fit besonders wichtig, um eventuelle Säure- und Schadstofffluten aufzufangen.

Adler Ortho, die neue Nährstofflinie

Ideal zur Kombination mit Schüßler-Salzen.

Die Adler Ortho-Kapseln Nr. 1 bis Nr. 12 sind Nährstoffkombinationen, die auf die Wirkungsbereiche der zwölf Basis-Mineralstoffe nach Dr. Schüßler abgestimmt sind. Liegt ein überaus großer Mangel an einem bestimmten Schüßler-Salz vor, dann ist es empfehlenswert, das entsprechende Adler Ortho-Präparat mit der gleichen Nummer einzunehmen. Auf diese Weise wird der Mangel rascher beseitigt. Schüßler-Salze und Nährstoffe unterstützen sich wechselseitig in ihrer Wirkung.

Die Verpackung der Kapseln ist biologisch abbaubar und enthält kein Aluminium. Die Kapseln bestehen aus pflanzlicher Zellulose, sie sind glutenfrei und enthalten keinerlei Farbstoffe.

Anfragen über Produkte aus der Biochemie nach Dr. Schüßler:

Adler Pharma Produktion und Vertrieb GmbH
Brucker Bundesstraße 25 A
A-5700 Zell am See, Österreich
Tel.: 0043/(0)6542/55044 Fax: DW 4
E-Mail: adler-pharma@schuessler-mineralstoffe.at
Hompage:
www.schuessler-mineralstoffe.at
www.adler-pharma.at

Alle Produkte sind zu beziehen über:

Adler Apotheke
Brucker Bundesstraße 29–31
A-5700 Zell am See, Österreich
Tel.: 0043/(0)6542/57382
Fax: 0043/(0)6542/573827
E-Mail: adler-apotheke@schuessler-mineralstoffe.at
Homepage:
www.adlerapotheke-zellamsee.at

Autoren

Thomas Feichtinger

Mineralstoffe nach Dr. Schüßler, Energiefeld des Menschen, Persönlichkeitsbildung, Vorträge, Seminare, Kurse

Brucker Bundesstraße 25 A
A-5700 Zell am See, Österreich
Tel.: 0043/(0)6542/5504411
Fax: 0043/(0)6542/550444
E-Mail: thomas.f@gba.at

Thomas Feichtinger wurde 1946 in Salzburg geboren und lebt in Zell am See. Er war Lehrer und wurde wegen einer schweren Krankheit, die 1983 erstmals auftrat, 1990 frühpensioniert. Nach jahrelanger Auseinandersetzung mit der Krankheit und ihrer Bewältigung, unter anderem mit Hilfe der Mineralstoffe nach Dr. Schüßler, kann Thomas Feichtinger heute wieder arbeiten. Neben Lehrgängen in der Mineralstofflehre nach Dr. Schüßler und der damit eng verknüpften Antlitzanalyse nach Kurt Hickethier absolvierte er eine Ausbildung in Gestalttherapie und ließ sich zum Lebensberater in Existenzanalyse und Logotherapie nach Viktor E. Frankl ausbilden. Heute arbeitet er in der Erwachsenenbildung und in der Einzelberatung: Vortragstätigkeit im In- und Ausland – Ausbildungslehrgänge in der Biochemie nach Dr. Schüßler und Antlitzanalyse. Er ist Vorsitzender der Gesellschaft für Biochemie nach Dr. Schüßler und Antlitzanalyse und deren Ausbildungsleiter.

Mag. pharm. Susana Niedan-Feichtinger

Blütenessenzen nach Dr. Bach, Hausapotheke, Naturheilweisen, Biochemische Salben, Gele, Cremegele und Körperpflege sowie Fragen bezüglich der Beschaffung aller angegebenen Mittel

Brucker Bundesstraße 25 A
A-5700 Zell am See, Österreich
Tel.: 0043/(0)6542/55044 Fax: DW 4
E-Mail: susana.nf@adler-pharma.at
Internet: www.schuessler-mineralstoffe.at oder www.adler-pharma.at

Susana Niedan-Feichtinger wurde 1953 in Buenos Aires geboren. 1956 übersiedelte die Familie nach Wien. Sie absolvierte von 1971 bis 1976 das Studium der Pharmazie an der Universität Wien. An das Studium schlossen sich das Aspirantenjahr und fünf Jahre Berufserfahrung in einer Wiener Apotheke an. 1976 heiratete sie einen Studienkollegen. Nach der Geburt von zwei Kindern begann sie sich mit Naturheilverfahren, der Homöopathie und den Blütenessenzen nach Dr. Bach auseinanderzusetzen. 1987 übernahm sie die Apotheke in Zell am See–Schüttdorf und begann sich bald darauf für die Schüßler-Salze zu interessieren. Als 1992 das dritte

Kind zur Welt kam, wurden die Schüßler-Salze schon in Eigenerfahrung eingesetzt. 2000 gründete sie die Adler Pharma. 2001 war sie Gründungsmitglied der Gesellschaft für Biochemie nach Dr. Schüßler und Antlitzanalyse (GBA) und ist seither auch stellvertretende Vorsitzende der Gesellschaft. 2002 heiratete sie Thomas Feichtinger. Seit dem Abschluss ihrer Ausbildung 2005 ist sie außerdem Ausbilderin und Referentin der GBA, hält Ausbildungskurse für Mineralstoffberater und bildet Ausbilder im Rahmen der GBA aus.

Vorträge, Seminare, Ausbildung und Auskünfte zur Biochemie nach Dr. Schüßler:

Gesellschaft für Biochemie nach Dr. Schüßler und Antlitzanalyse (GBA)
Brucker Bundesstraße 31
A-5700 Zell am See, Österreich
Tel.: 0043/(0)664/2563295
E-Mail: gba@gba.at
Internet: www.gba.at

Register

Impressum

Bibliografische Information der Deutschen Nationalbibliothek
Die Deutsche Nationalbibliothek verzeichnet diese Publikation in der Deutschen Nationalbibliografie; detaillierte bibliografische Daten sind im Internet über http://dnb.d-nb.de abrufbar.

Printed in Germany

Programmplanung: Dr. Elvira Weißmann-Orzlowski

Redaktion: Jutta Martini
Bildredaktion: Christoph Frick

Umschlaggestaltung und Layout:
CYCLUS · Visuelle Kommunikation

Bildnachweis:
Umschlagfoto: Corbis
Fotos im Innenteil:
Corbis: S. 3, 97; Creativ Collection: S. 32, 51, 57, 60, 73, 78, 79, 80, 92, 100, 114, 141, 153; Dynamic Graphics: S. 147, 157; Everyday Health: S. 155; Firma ISO: S. 28; Fridhelm Volk: S. 4 unten, 5, 24/25; Jupiter Images: S. 16, 47, 101, 105, 111, 117, 129, 135, 137, 148; MEV: S. 45, 59, 86, 91; Photo Disc: S. 14, 35, 68, 83, 98, 106, 139, 143, 151; Photo Alto: S. 4 oben, 6, 7, 8, 9, 10, 12/13, 21, 23, 49, 52/53, 54, 56, 134; Pixland: S. 64, 77; Scorpius: S. 95

Gedruckt auf chlorfrei gebleichtem Papier

Satz: OADF, Holzgerlingen
gesetzt in InDesign CS 2 auf MAC OS X
Druck: Westermann Druck GmbH, Zwickau

ISBN 978-3-8304-2239-6 1 2 3 4 5 6